台湾のコロナ戦

国会議員に読ませたい

Fuji Juta
藤 重太
元台湾経済部系シンクタンク顧問

産經新聞出版

まえがき――共産中国と自由台湾の戦い

「なぜ台湾は国民を守れたのか」
「なぜ台湾は爆速で対応できたのか」
「なぜ台湾は緊急事態宣言もなく感染ゼロが達成できたのか」

こうした質問を行く先々で受けた。「なぜ台湾にできることが日本にできないのか」というニュアンスもこもっていたように思う。

新型コロナウイルスのパンデミックは世界の国々を恐怖に陥れた。特に自由経済を掲げる民主主義国家が軒並み新型コロナウイルスの犠牲になってしまった。アメリカもEU各国も、都市封鎖（ロックダウン）まで行ったにもかかわらず、多数の感染者と死亡者を出してしまった。

日本は欧米各国に比べれば、感染者も死者数も少ないが、それでも様々な面でダメージを負った。感染症対応のゴタゴタへの批判が巻き起こり、情報の氾濫もあって政府と国民の気持ちはバラバラになった。「緊急事態宣言」や「自粛要請」により、多くの業態で景気や業績が悪化、経済的損失の犠牲者を出している。経済苦からか、小さな子どもを抱えた母が飛び降り心中を図ったとのニュースを耳にした際には、現代日本で、こんな悲劇まで発生してしまうのかと暗澹たる思いがした。

一方、台湾は初動から見事な対応を見せ、各国が陥った都市封鎖のような事態にも至らず、マスクなどの衛生品が足りないという事態もすぐに克服した。ウイルス発生地と言われる中国にほど近く、人的交流も盛んな台湾が、なぜここまで見事にコロナウイルスを封じ込めることができたのか、日本人だけではなく世界が注目している。

著者は、アジア市場開発・富吉国際企業顧問有限公司の代表として、日台間を行き来し、企業顧問や日台交流のアドバイザーを務めている。

著者と台湾の出会いは、１９８６年の春。千葉県の成田山新勝寺が運営している成田高等学校を卒業するとすぐに親元を離れ、一人で戒厳令下の台湾に渡った。国立台湾師範大学・国語教学センターに留学し、1年後、国立台湾大学管理学院国際貿易系（学部）に入学。留学期間中は、夜間、台湾の輔仁大学のオープンカレッジで日本語を教えながら学費を稼ぎ、4年間でなんとか無事卒業した。その間、本当に多くの台湾人の優しさに触れ、台湾の日本統治時代の想い出にも接することになった。著者にとって台湾は人生の分岐点であり、第二の故郷と言っても過言ではない。

１９９２年頃に中国を視察した後、アジア市場開発という会社を創業して28年。その間、様々な日本メーカーの国際購買（工場指導）や国際交流のお手伝い、情報提供の他、台湾企業の日本進出支援、オフィス家具貿易、留学生支援、特許翻訳などを行ってきた。日台の架け橋として、台湾に恩返しする気持ちもあった。その実績などが認められ台湾の経済部（経産省に相当）系シンクタンク「財団法人資訊工業策進会（ＩＩＩ）」の顧問や、講談社の１００％子会社「台湾講談社メディア」の総経理（ＧＭ）なども経験させてもらった。

特に、資訊工業策進会では、台湾政府、台湾経済部が経済力＝国力と明確に考え、いかに台湾の産業を育成し、世界での存在意義を維持、創出していくかの努力を、施策を手伝いながら垣間見る事ができた。また、小さな台湾をより効率的に運営していくための社会の制度や仕組みを詳しく知るところとなり、驚かされることしきりだった。

新型コロナウイルス対策でも活躍し、今回行政院副院長（副首相）に昇格した沈栄津《しんえいしん》前経済部長（経産大臣）や蔡英文《さいえいぶん》総統を支えた前総統府秘書長・陳菊《ちんきく》元高雄市長、そして許銘春《きょめいしゅん》労働部長（労働大臣）、李永得《りえいとく》文化部長（文化庁長官）とは、顧問時代、懇意にさせて頂いた想い出がある。彼らの活躍を見て、「なるほど、彼らならコロナウイルスにも負けず、台湾国民を救うことができるのも当然だ」と感じた。

彼らは知っている。「台湾から国力＝経済力、世界経済での存在意義、魅力が無くなったら、すぐに中国の脅威が現実のものとなる」ことを。彼らは、「台湾が国際社会から国家として認められていない」ハンディを背負いながら、そして中国という隣国の恐怖を常時意識しながら、生きていかなければならないからだ。

吹けば飛ぶような小さな島国が、日本も気を遣う覇国中国と正面から戦う姿には感動すら覚える。そして今回、こうした台湾の覚悟が、中国武漢で発生した新型コロナウイルスを見事制圧に導き、台湾の存在を世界に示すことになった。

日本は数字的には欧米に比べれば感染者数・死者数とも抑え込んだ優秀な国のひとつなのかもしれない。しかし、これはあくまでも長い間日本人が作り上げてきた衛生観念、感染症に強い生活習慣、医療従事者の自己犠牲的使命感、世界に冠たる民度の高さ、不安の中でも他人への思いやりを忘れず辛抱強く自粛要請に耐え従う精神力をもつ日本国民一人ひとりの生命力の結果でしかない。

一方、国民を先頭に立って守るべき日本政府はどうだろうか。

「初動に出遅れ」「水際対策に失敗」して「国内に混乱を招き、経済的な大ダメージを負ってしまった」ことは認めなければならない。そして、「何もできない政府」、「一丸になれない国会」、「機能しない行政」、「後手後手の決断」、「国民を守れない国」であったことをも認めなければならないのではないだろうか。

感染の発生源であった中国は、いつの間にか感染を克服したと吹聴し、世界を救うヒーロー、世界の新しいリーダーになろうと躍起になっている。

これに対して「国家ですらない台湾」の活躍は、自由民主主義世界の最後の砦《とりで》になっていたと言える。「世界保健機関（WHO）や国連など世界機構にも加盟できない台湾」、「中国から敵視されている台湾」が民主主義陣営の一員として、法治国家として、この感染症の国家混乱の危機を乗り越えたのである。武漢から発生した新型コロナウイルスは、実はアメリカをはじめ民主主義連盟と共産中国との戦いだったのかもしれない。そして、アフターコロナはさらにこの戦いが激しくなるだろう。

中国の野望に一矢を報いた台湾が、どのように国民の安全と健康を守って来たのか。その秘密はどこにあったのか。「脱中国」と言える台湾の戦いを本書を通じて考察したい。

国会議員に読ませたい台湾のコロナ戦◎目次

第2章

序章　台湾の対コロナ戦争

国民への感謝で始まった蔡英文総統就任演説

2020年5月20日、台北で第15代台湾総統の就任式が行われた。当初、新型コロナウイルスの影響で蔡英文総統の二期目の総統就任式は例年通りには開催できないかもしれない、と危惧されていた。しかし、5月20日までの台湾の感染者は440名、死者は7名、国内感染者は38日間連続で出ておらず、規模は縮小したものの、無事に就任式を迎えることができたのである。この数字は、台湾が世界で最も早く的確な初動で水際対策に成功したことを証明しており、世界でも驚くべき実績として賞賛されている。

総統就任演説は、国内外から約200名のゲストを招き、ソーシャルディスタンスを確保しつつ、台北賓館で開かれた。

蔡英文の就任演説は、国民への感謝で始まった。

「ここにいらっしゃる賓客の皆さま、テレビやインターネットの前にいる友人の皆さま、全国民、同胞の皆さま、こんにちは。（会場から拍手）

今日、私はここに立っています。そして何ものにも比べられないほどの感謝の気持ちで、再度台湾人民から私に与えられた責任を引き受けることとなりました。

中華民国史上、最も特別な総統就任式です。特別なのは、式の規模や参加人数ではありません。皆さんがご存じのように、ここまでの道のりがどれだけ大変だったかということです。

私は台湾人民が、とても簡単にはできないことを台湾で実現させたこと（国民が防疫を耐えたこと）に特別に感謝します。特にこの4カ月間の防疫期間中、あまり言及されてこなかった人たちに感謝したいと思います。

流行の初期段階で薬局の入り口に並んでくれた一人ひとりの台湾の皆さん、忍耐強く、そして政府を信任していただき、ありがとうございました。皆さんは、台湾が最も不安な時にあっても、公民としての美徳を維持することができることを世界に示しました。

私はまた、多くの「在宅検疫」や「在宅隔離」（双方とも台湾の自宅隔離方式、14日間の外出禁止）を強いられた人たちに感謝したいと思います。皆さんは他人の健康を守るため、生活上の不便を我慢してくれました。本当にありがとうございます。皆さんは人間性の最も善良な一面を顕現し、台湾でのウイルスの封じ込めを成功に導いたのです。

国家の光栄感（輝かしい誉れ）とは、生死を共にした共同体であることです。この間の記憶は、私たち一人ひとりの心の中に存在して行くことでしょう。団結する感覚というのは、こういうことなのだと。

本日ここには、多くの各国使節代表の方がいらっしゃいます。私は世界の多くの国が台湾に関心を持っていると確信しています。

私はこの場を借りて皆様（外国の来賓）にお伝えします。皆様が今見ている国は、善良で強靭な人民の集まっている国であり、これら人民はどんな困難な状況にあっても自分たちの民主主義とみんなの団結を守り、そしてお互いへの責任感を持って、困難に挑戦し乗り越え克服したのです。台湾が世界にあることをしっかり証明できました。（会場拍手）」（著者訳、括弧内は著者補足、以下同）

この就任演説の内容からは、国民と共に新型コロナを完全に封じ込めた自信と国民への深い感謝と信頼、そして国家に対する揺るぎないプライドが感じられた。

「一人の英雄ではなく、無名のヒーロー達が国を作った」

こう切り出した蔡英文総統は、今後4年の経済発展政策、グローバル戦略、内政や福祉福利政策、国防戦略、両岸（対中国）問題、そして憲法改正や行政改革など詳しく述べた後、コロナウイルス対策に尽力したメンバーへの謝辞を再び述べはじめた。

「今日この会場にはコロナウイルスと闘ってくれた多くのヒーロー（防疫英雄）がいらっしゃいます。マスクのナショナルチームのすべてのラインに参加してくれた皆さん、起立して雄姿を見せてくださいますか。（マスクチームの数十名が起立、会場拍手）ありがとうございます。お座りください。

中央感染症指揮センターの公衆衛生チームの皆さん、立っていただけますか。（指揮センター、衛生福利部疾病管制所［CDC］関係・専門家メンバーなど数十名起立、会場拍手）、お座りくださ い。ありがとう。

そして蘇貞昌《そていしょう》行政院長（首相）率いる政府チームの皆さん、立って下さい。（内閣閣僚など起立、会場拍手）ありがとう、ありがとう、皆さんお疲れ様でした。ありがとう、座って下さい。

そして、今日この場所にはいないあらゆる職種職業の多くの防疫ヒーローがいらっしゃいます。医療従事者、郵便局員、薬剤師、コンビニ店員、運送関係者などなど、一人ひとりのお名前を挙げられないことを許して下さい。しかし、私は皆さんにお知らせしたい。

70年来、台湾が数々の困難を乗り越えられてきたのは、1人や2人の英雄によってではなく、一緒に歴史の歯車を動かしてくれた皆さんのような無名のヒーローがいてくれたからです。そう、国民の皆さんがいてくれたからこそ、台湾の幸福、安定、繁栄が代々続き、これからも続いていくのです」

なぜ台湾は新型コロナウイルスに勝てたか

２０１９年末、中国で発生した新型コロナウイルス（ＣＯＶＩＤ-19）は当初、これほどの被害を国際社会に及ぼすとは考えられていなかった。２００３年にやはり中国で発生したＳＡＲＳ（重症急性呼吸器症候群）や鳥インフルエンザのように、中国周辺での限定的な被害にとどまるものと思われた。

だが、1月に中国で爆発的な感染が発生すると、2月には韓国・イラン・イタリアに伝播し、3月にはアメリカやイギリス、そして日本でも感染が拡大した。２０２０年1月26日のジョンズ・ホプキンズ大学システム科学工学センター（ＣＳＳＥ）のレポートでは、中国を除く感染被害国として、台湾はタイに次いで世界第二の甚大な被害が出ると予想されていた。しかし、実際には見事な初動と水際対策、及び徹底した隔離政策で、緊急事態宣言も出さずに、6月7日には56日間（潜伏期間14日間×4クール）の「域内新規感染者ゼロ」を達成して、国内の安全を確保している。

中国との経済的にも人的にも交流の多い台湾が、なぜ新型コロナウイルスの流入と蔓延を防ぐことができたのか。

蔡英文が就任演説で触れた「防疫英雄」とは、どんな人たちだったのか。

特筆すべきは初動対応の速さと強さであることは間違いない。問題は「なぜそれが許されたのか」である。また、初動以降に起きてきた問題についても的確に対応しているが、「なぜそれができたのか」を知るためには、台湾の政治機構や法律に加え、メディアや国民と政府との関係にも迫る必要があろう。

「感染症対策は戦争である」

端的に言えば、台湾の「成功の本質」は、感染症との戦いを「防疫戦争」とみなし、施策を「作戦」と位置付けたことにある。初動から出口戦略に至るまで、蔡英文総統はじめ台湾政府は、談話や会見の要所要所で「防疫は作戦」「国民は皆戦友」「みんなで抗戦しよう」と発言している。台湾の諸処の行動が、中国との戦時対応、見えない敵との臨戦態勢で取られた行動や処置であったと考えれば、ここまで早い初動と警戒態勢を整えた理由がわかる。

日本では生物兵器攻撃は防衛省（自衛隊）、バイオテロは警察庁（警察）、感染症は厚労省が担当であると、参議院議員の佐藤正久氏がインターネット番組「虎ノ門ニュース」（DHCテレビ）で発言している（2020年5月5日放送）。これでは、的確な対応ができないのは当たり前だ。

韓国でも、北朝鮮からのバイオテロ、化学兵器での攻撃を想定した準備があったから、いろいろな対応ができたと評価されている。

台湾が粛々と迅速且つ厳格に新型コロナウイルス対応を進めてきた背景には、やはりこの「臨戦態勢」であること、「細菌攻撃」だという意識があったと考えてよいだろう。だからこそ躊躇なく強制力を伴う政策を実行できたのだ。

さらに、具体的に次々と効果的な方針を打ち出せた理由は、そうした大局観に基づき、次の三つの柱を確立できていたことにある。

①大臣が「その道のプロ」であり、有機的に機能できる仕組みがある。
②国民・メディア・政府の間に信頼関係があり、デマや憶測が飛び交う余地がない。
③WHOや中国の言い分を鵜呑みにせず疑ってかかり、独自の対応を先回りして行った。
この三本柱がなぜ確立できたのかは、台湾の歴史や過去の感染症との戦い、台湾が置かれた状況そのものに理由がある。

そうした背景も見据えながら、台湾の「防疫戦争」を振り返りたい。

第1章　「マスク国家隊」のサプライチェーン構築

「マスクを必要量、絶対確保」を厳命

世界を震撼させた新型コロナウイルスは、感染症による死者数の増大や経済への悪影響をもたらしただけではなく、それぞれの国家、そして国際社会の、普段は見えない弱みを露呈させることとなった。中でも象徴的なのが、「マスク」だったのではないだろうか。国民の命を守り、感染症との戦いの最前線である医療現場での感染拡大を防ぐ〝戦略物資〟でありながら、コスト面から輸入に頼り、サプライチェーンを国外にまで広げたこと、特に「世界の工場」として機能していた中国がコロナウイルスの発生地となったことにより、世界的なマスク不足が発生。各国間でマスクの取り合いが発生するに至った。

日本でも多くの人々が、2020年1月末から6月にかけて、深刻なマスク不足に見舞われた。国民同士のマスクの取り合いや買い占め、ネットでの高額転売――。そうした状況にあったからだろう、保険証によるＩＤ確認でマスクを販売（実名制［本人確認］販売）するなど、「希望する国民に平等に公平に、労少なくして行き渡る」ことを可能にした台湾の「マスク政策」は、日本でも大きく取り上げられ、羨望の声が上がった。

なぜ台湾は、こうした施策を早期に行うことが可能だったのか。台湾の「防疫戦争」の勝利を象徴し、多くの「防疫英雄」を生んだマスクにまつわる物語について見ていきたい。

２０１９年12月、台湾政府は早くも「中国を中心とする未知の感染症が流行しているのではないか」との情報をつかんでいた。しかし20年1月11日に控えていた総統選挙に向けて運動期間中だった台湾では、感染症に関する脅威は国民の間に広まってはいなかった。中国で感染症が流行しているとの情報が国民に広がり始めたのは、蔡英文氏が再選を果たした総統選挙後から1月中旬ごろにかけての時期だ。「台湾でも新型コロナに感染した例が見つかったらしい」「台湾でも武漢肺炎の死者が出たらしい」などというデマがＳＮＳ（ソーシャル・ネットワーク・サービス）で流れ始めたころだった。

ほぼ同時に、「マスクがなくなる」「マスクが足りない」などの情報がＳＮＳで飛び交うようになる。感染症に関する情報がデマとはいえ広がり始めたことで、「マスクを買っておかねば」と思った人たちが行動に移したのも一因だろう、実際に店頭でのマスクが品薄になり始めたことから、マスク不足への不安は広がりつつあった。

このような国民の不安を払拭するため、蔡英文総統は1月22日、「国民に正しい情報を提供し疑問に答えること」を重点項目として挙げ、翌23日には台湾行政院（内閣）の蘇貞昌行政院長（首相）が閣議を開き、防疫政策の協議をした。

蘇貞昌行政院長は、「防疫視同作戦（防疫情報同一作戦）」として、各省庁、行政部門が全力で一致して行動することに加え、法務部（法務省）と内政部（総務省）、警政署（警察庁）などにはデマ情報の取り締まり強化を指示した。また、「マスクを必要量絶対確保」として、財政部（財務省）と経済部（経済産業省）にマスク及び防疫資源の生産、輸出入管理の協力を要請。蘇貞昌行政院長は、「政府は絶対に民心の安定を守り、国民の恐慌を除かなければならない」と閣議で訴えた。

こうして「防疫臨戦態勢」の下で、国家一丸となってのデマの取り締まりやマスク対応が始まることになった。

マスク輸出禁止を早期に決断

だが1月21日に台湾国内で初の感染者（武漢からの帰国者）が見つかると、その不安に乗じた業者がマスクなどの価格のつり上げを行うようになる。日本でも「転売屋」などによるマスクの買い占めとネットサイトでの高額マスクの販売などが問題になったが、台湾でも似たような現象は起きていたのだ。

台湾政府、中央感染症指揮センターは連日、「台湾のマスクは足りています」と発表した。中央感染症指揮センターとは、非常時に衛生福利部（厚生省）に設置される感染症対策の最前線組織で、日本でいうところの「災害対策本部」をイメージすると分かりやすい。

こうした情報発信にも当初、あまり効果はなく、数百万枚から数千万枚のマスクが入荷と同時に売り切れる状態が続いた。医療用N95マスクは、通常999元のものが9倍の8999元（約3万2千円）でネット販売され、摘発された。また、薬局で通常70元で売られている防疫効果の薄い紙マスク100枚入りが11・5倍の800元（約2800円）で販売されたり、他にも消毒用の75％アルコールは通常、300mlが1本40元のところ、6・25倍の250元で販売されていたりした。

しかしここからが日本とは違って、厳しい措置が取られたのが台湾だ。

まず、台湾では各地の行政組織や消費者保護会への通報が相次いだ。

消費者保護会とは行政院にある組織で、消費者を守り不正を取り締まる任を負う。各地方自治体にも中央と連動する同会があり、ここに所属するのが消費者保護官で、彼らは「消保官」として台湾商人から恐れられている。「消保官」が、各商店や通販サイトなどを見回り、不正を摘発すると、その案件は行政院の公平交易委員会（公正取引委員会）に送られ、審議を経て悪徳業者は厳しい懲役や罰金を科せられる。特にマスクなどの防疫物資にはより強い取り締まりが行われた。

1月20日以降は「伝染病防治法（感染症予防治療法）」第61条をも適用すると発表されたが、第61条では「中央感染症指揮センターが成立している期間中、各行政機関が調達する防疫物資を買い占め、価格つり上げを行った場合、1年以上7年以下の禁固刑か、500万元（約1800万円）の罰金もしくはその両方を科す」と定められている。

台湾政府はこのような「消保官」からの通報や報道を受け、行政院・中央感染症指揮センター・経済部が取り締まりの強化を進めることになった。

同時に、台湾政府はマスクの輸出禁止も打ち出した。

「マスクの売り切れ・品薄状態」「マスク入荷、即完売」の混乱を受けて、1月23日の閣議で沈栄津《しんえいしん》経済部長が以下の4点を報告した。

1 「マスクの輸出禁止」

2 「統一徴購」（統合買い取り、政府の一括購入）

3　「統一調控」（統合的調整とコントロール、医療機関への優先配布）

4　「統一售價」（価格の統一、価格の高値つり上げ防止）

台湾の「マスクの輸出禁止」については、当時各地で中国へのマスク寄附を行っていた日本の一部から、「非人道」「自分勝手」との非難の声も上がっていた。日本の地方自治体や各団体が、中国の武漢肺炎支援にマスクを届けていた同時期に、台湾はまったく逆の決定を行っていたのだ。今となっては1月24日という早い時点でマスクの国外流出を防ぎ、国民に優先的にマスクを行き渡らせるという台湾政府の選択、決断こそが正しかったことが証明されている。

人道や思いやりという美徳に酔って、マスクや多くの防疫物資を寄付し、マスク不足を招いて国民の安全、市民の健康を結果的に蔑ろにしてしまった日本に、台湾では当たり前の「自国民の健康と安全が最優先である」という意識があったのだろうか。

国を挙げたマスク増産へ

24日からはじまったマスク政策の詳細は次の通りだ。

1　マスクの台湾からの輸出の禁止（経済部、財政部などと協力）
出国者の持ち出しは5箱250枚までに制限。個人輸出も原則禁止。

2　マスクの高値転売などの公正取引監査の強化
公平交易法による取締と罰則の実行。

3　政府備蓄マスクの放出
コンビニなどで1枚8元（約28円）1人3枚までの提供。

4　マスクの国内生産業者への増産依頼
旧正月休暇に入る企業に経済部と地方自治体が連携して増産を依頼、増産のための休日出勤、残業代の補助補填も決定。

5　マスクの政府買い取り保証
増産させたマスクの全数買い取りを保証して、生産者の不安負担を軽減。

6　予備役軍人の増産応援と増産ライン新規設置のチームと予算を編成
予備役軍人を増産工場に派遣し生産を応援、同時にマスク生産ラインを増やすためのチームと予算を作成。

7　マスクの正しい使用方法の啓蒙

過度な使用は（この段階で）必要ないと指導、マスクの無駄遣いを抑制（初期段階においてマスクが必要な人に優先的に行き渡るようにとの措置）。

マスクの海外流出、不必要なマスク着用を防ぎながら、一方で増産体制を取ることを決めたのである。

「マスク国家隊」で中国依存から脱却

早速、経済部及び地方自治体は、台湾国内のマスクメーカーに春節休みを切り上げての増産を嘆願した。それにより一部メーカーは旧正月（春節）2日目の1月26日から生産を再開している。台湾ではここから、国民一丸となって、マスクの国内生産化と増産の取り組みが始まることになる。「マスク国家隊（口罩国家隊）」の誕生だ。

マスク国家隊のリーダーとして最も力を発揮したのは、沈栄津経済部長だ。そして、その沈栄津部長を動かし、陰日向となって活躍していたのが、陳其邁《ちんきまい》行政院副院長だ。陳其邁行政院副院長は、公衆衛生学修士の学位を持つ内科の医師でもあり、2003年には立法委員（国会議員）としてSARS危機を体験している。

1月24日、旧正月の大晦日に当たる日の夜、陳其邁副院長は沈栄津経済部長に電話をして「マスク国家隊」計画を提案した。マスクがなくなれば国民の不安が高まることを危惧した2人は、国内でのマスクの増産を考えたのだ。旧正月休暇に入ってしまった工場の緊急の再稼働や残業手当など以外に、2人がもっとも憂慮していたのは、すでに多くのマスクの供給ラインが中国に移ってしまっていたことであった。このままではマスクというライフラインを外国（中国）にコントロールされかねない。「依存からの脱却」が2人の頭の中には明確に描かれていた。

2人のたどり着いた結論は、「国家がマスク製造ライン（機械）と原料を自主的に購買し、我々国家が行政主導でマスクを作ること」だった。旧正月休み中の1月27日には、機械購入と原料購入の調査が始まり、翌日にはマスク製造機械60台（製造ライン60本）、1台あたり300万元（約1080万円）の交渉がまとまり、旧正月休み最終日の1月29日には、機械の製造が始まっている。

旧正月の休み明けに当たる1月30日には、台湾国内のマスク工場は生産ラインを24時間稼働することになった。その後、マスク製造業者への残業代が政府補填されることも決まった。さらに、人手を補うために国軍兵士（予備役）が、生産ラインに導入された。

国軍兵士は「全民国防」（全国民で国防を）のベストを着て生産協力に参加した。感染症との戦いは戦争であり、感染症から国民を守ることは国防である、との台湾の姿勢が如実に表れている。台湾は官民一体でマスクの増産体制を作っていったのだ。

これらの動きは、陳其邁行政院副院長、沈栄津経済部長から蘇貞昌行政院長にすぐ報告され、行政（内閣）の第二予備予算からすぐに契約金（手付金）1・8億元（約6・5億円）がメーカーに支払われた。製造が成功すれば、当初日産188万枚だったマスクが、日産400万枚になるもくろみだ。

半年かかるプロジェクトをひと月で実現

次の成功の鍵は、スピードだ。これには沈栄津経済部長が長年培ってきた経済・工業官僚としての経験が役に立った。経済部、経済部工業局、経済部工業系シンクタンク、全国の工作機械組合、精密機械工場、マスク生産業者、紡績所、その他研究団体など30以上の企業・団体・組合の協力を取り付け、国家組織が一丸となってのマスクの増産に向けて、考えられる最も有効な製造機械（製造ライン）の開発、製造に24時間態勢で対応したのだ。

台湾は国家の威信と、経験と技術を集結して、生産ラインの時短と完成に取り組んだ。そして通常なら納品に3カ月から半年かかる60本のマスク製造ライン設置プロジェクトを、わずか1カ月あまりで完成させたのである。

このプロジェクトはとてもよく考えられている。マスク製造機械は台湾政府が一括でメーカーに発注し、できあがった設備は無償で事業規模などに応じて台湾のマスクメーカーに提供される。原料は原則、政府が一括購入で、これもメーカーに無償提供。設備と原料の無償提供分をマスクで納品するシステムだ。

これによってマスク生産設備機械メーカーは、機械製造特需を享受したことになる。マスク生産メーカーは、無料で設備が手に入り工場の拡充ができる。さらに国家のお墨付きで在庫の心配をすることなくマスクを安心して作り続ける恩恵を受けたことになる。

また、そのための人員の拡充や残業費なども国家が充分な補填を与えてくれている。設備機械メーカー会社良し、原料会社良し、マスク生産会社良し、従業員良し、国民良し、国家良しで、「近江商人の三方良し」以上の「六方良し」が実現したのである。

まさしく、危機をチャンスに変えた好例と言えるだろう。

そうして作られたマスクは、まず優先的に医療や福祉関係者と全公共交通機関（タクシーを含む）の関係者に配られた。

これらの活動は中央感染症指揮センターから、随時国民に報告発表された。また、蘇貞昌行政院長や中央感染症指揮センターの陳時中《ちんじちゅう》指揮官は、「マスクは足りています。安心して下さい」と国民に逐次アナウンスしていた。

マスク製造ラインはその後、さらに30本の増産が決まった。無償提供分のマスク納入後も、新型コロナウイルスの鎮圧まで、政府のマスク一括購入は続くことになる。

台湾メディアもこの「マスク国家隊」の活躍には、大賛辞を送っている。国民が最も必要としているもの（マスク）が、新しくできた工場のラインを通じて目の前でできあがってくる映像は、国民誰の目にも感動的で頼もしく映ったに違いない。各国が続々とマスク不足に陥っていく1月下旬の段階でマスク対応をはじめ、2月には自国内で問題解決の第一歩を踏み出していたのである。

マスク「実名制」販売開始

増産を進めると同時に、台湾政府は1月28日からは備蓄マスクや買い取ったマスクをコンビニやスーパーを通じて国民に供給し始めた。当初は、1人3枚まで、1枚8元（約28円）で販売しており、入手できるのは早いもの順、売り切れ御免だった。そのため、一時期、国民はこぞってコンビニやスーパーに並ぶ羽目になった。コンビニやスーパーの店頭には連日、「今日のマスクは売り切れです」の張り紙が貼られた。この辺りは日本で見られた光景と同じである。

しかし、政府がマスクを輸出禁止していること、マスクを全国で増産していること、買い占めや転売を厳格に取り締まっていること、価格が統一で決まっていること（当初8元だったマスクはその後5元〔約18円〕まで値下げされている）などの政府の厳格な実行力と明確な情報発信が功を奏して、大きな混乱はなかった。

同時に健常者は通常生活ではマスクは不要であるなど、正しいマスクの利用方法を啓蒙し、必要な人にマスクを譲ろうと「我ＯＫ、你先領」（わたしは大丈夫、あなたからどうぞ）を合言葉にするようになる。さらに政府は「這是台灣人」（これが台湾人だ）という標語も使い始めた。「我ＯＫ、你先領」という譲り合いの精神を啓蒙するために、「譲ってこそ台湾人である」ことをも謳ったのだ。国家が国民の安心と信頼を勝ち取れば、民度が上がる好例だ。

さて、マスクは増産体制が整ったが、「国民全員に平等にいきわたらせるにはどうしたらいいか」という課題を解決するため、台湾政府は2月6日からは本人確認によるマスクの販売（実名制販売）を開始した。

国民皆保険制度を実施している台湾では、国民全員が健康保健証「全民健康保険カード」を保有している。その保険カードには、ＩＣチップが搭載されていて、各個人の診療記録（電子カルテ）、投薬記録、そしてレセプト記録（医療報酬明細情報）が記録されている。そして、その情報はすべて統一共通化・電子化され、被保険者と医療機関と中央健康保健所とで共有されている。これによって患者はどの病院に行っても診療記録や投薬記録を見ながらの正しい診察が受けられる。もちろんこの情報は、医師の持つ別途発行された医師身分ＩＤカードがないとアクセスできないようプロテクトもされている。そして、医療費に関してもオンラインで国が管理して、効率の良い保険費用の予算配分が行われているのである。

この国民データと衛生福利部中央健康保険署、医療機関、健保特約薬局、衛生所（保健所）はもともと、巨大なネットワークで結ばれているのだが、これらを購買記録とつなぎ、一元管理するしくみを短期間で作り上げたのがマスクの「実名制」販売の実態だ。

これによって全国民（保険カード保有者）が約6500カ所の健保特約薬局で1週間に1度、平等にマスクを買えることになった。当然、重複購入も防げるため、買い占めも起きない。

2月6日の制度開始時点では購入は1週間に1人2枚までだったが、その後、マスクの増産が進むにつれ、1週間に大人3枚、子供5枚と枚数も増えていった。サーバへの負担と店頭での行列を回避するため、当初は保険カード番号の末尾が奇数か偶数かで、マスクを購入する日を分けたが、それらもマスクの増産と環境整備により後に解消されていった。

民間にデータを公開した「マスクマップ」

「全民健康保険カード」によるマスクの「実名制」販売制度とほぼ同時に立ち上がったのが「マスクマップ」だ。スマートフォン（スマホ）やパソコンで、全国6500店舗の健保特約薬局にあるマスクの在庫量が分かる仕組みである。スマホなどの位置情報で、自分に近い薬局の在庫がひと目で分かる。近くの薬局に在庫がなければ行く必要はないし、在庫があれば全民健康保険カードを持ってマスクを買いに行けばよい。薬局やドラッグストアの開店に合わせて客が行列を作り、マスクの入荷がないと聞いて紛糾する場面もあった日本では、このシステムは羨望のまなざしをもって紹介された。

この「マスクマップ」で有名になったのが、唐鳳《とうほう》（オードリー・タン）政務委員（デジタル担当大臣）だ。日本では、彼女がこのシステムをすべて開発したような報道が多いが、事実は少し異なる。彼女のもっとも大きな功績は、先ほど紹介した衛生福利部中央健康保険署、健保特約薬局、衛生所と国民がつながっているネットワークのデータの一部を民間に開放したことである。これにより多くのＩＴ企業が「マスクマップ」を開発できる環境ができたのである。

おかげで、多くの企業が「マスクマップ」サービスを提供していて、その数は60種類以上とも言われている。今回、唐鳳デジタル担当大臣は、この健康保険カードの一部の情報を、民間に開示してオープンデータにしただけなのだが、日本では、これだけでも大騒ぎになるだろう。これができるのが台湾の行政能力の柔軟性だ。

2月6日に実名制のマスクの販売が始まり、「マスクマップ」も機能し始めると、次に台湾政府が行ったのはマスク配送システムの整備だ。「マスクマップ」の在庫システムと中華郵政公司（日本郵便に相当）の配送システムをつなげて、健保特約薬局へのマスクの納品システムを完成させたのである。

2月11日には蘇貞昌行政院長が、中華郵政公司の疫病対策物流センターを訪れて謝辞を述べた。

「中華郵政公司がオンラインシステムで在庫を把握し、全国の薬局6500カ所に過不足なく無料で配送する業務が今日から始まる。全国の郵便局員のお陰で、マスク工場から台湾全土の薬局に、そして全国民にマスクを届けるシステムが完成した」

このように台湾では、国民が納得する形で防疫体制が作られ、進化していった。システムは、その後「実名制2・0」「eMask マスク予約購買システム」「実名制3・0」へと発展を続け、マスクの提供枚数についても、同じく進化していった。

当初は1週間2枚だったが、4月から2週間で9枚、「マスク実名制1・0」から「2・0」では、薬局やコンビニでも購入できるようになり、「マスク実名制2・0」から「3・0」では、より簡単に予約と支払いができるようにも進化したのである。この横断的なデータの連結と、民間への一部データの開放が、唐鳳政務委員の最大の貢献であり、これこそが台湾政治の強さだと言える。彼女の優秀なクリエイターとしての才能と、柔軟な政治制度によって、台湾では政治と民間企業、そして国民の距離が、どんどん近くなる新しい社会が生まれているのである。

国民に尽くした蔡英文総統

マスク不足解消のために、旧正月（春節）明けからマスク工場は24時間操業を続け、2月までにマスクの増産のため動員された予備役軍人などは延べ1万人を超える。配送のために郵便局員が動員され、健保特約薬局では局員（薬局のおばさん）が小分けをして、マスクは国民一人ひとりに提供された。これらの活動をマスコミは「防疫国家隊」とも「マスク国家隊」とも呼び、連日熱く報道した。これに国民が感謝し、安心し、一丸となってウイルスと戦おうという気持ちになったのは、当然の流れだったと言える。

デマなどの流言を防ぎ、正しい情報を的確かつ迅速に国民に伝え、国民がもっとも必要としているマスクをすぐに提供するシステムを構築した台湾。当初、緊張感の薄かった国民も、旧正月中から休まず国民のために働く多くの仲間の姿を見て、何か大変なことが起こっていると実感したに違いない。言葉でいくら緊張感を煽っても伝わらない。やはり最後は、国民に「闘う背中」「国民に尽くす背中」を見せた蔡英文総統と行政組織の勝利ではないだろうか。

3月5日には60本の生産ラインの納品が全国で完了した。沈栄津経済部長は、この期間の関係各位の「不眠不休」の努力が実を結んだと賞賛。蔡英文総統も3月7日と9日に各地のマスク生産工場を訪問し、台湾「マスク国家隊」に「台湾精神と国力の存在を示し国民を守った」「台湾の国力、MIT（Made in Taiwan＝台湾製）の存在も証明した」と満面の笑みで謝辞を述べ、沈栄津経済部長を讃えた。

また、蔡英文総統は談話でこのマスク生産の戦いを国家の「防疫戦」と表現し、「我々は、政府、行政、企業、国軍、そして国民でこの防疫戦を戦っている。今後も引き続き一緒に戦っていこう」と力強く国民に訴えている。

日本のマスク不足

台湾の「マスク物語」に比べて、日本はどうであったろう。

日本でも、1月末からマスク不足が叫ばれていたが、5月になっても多くの人はサージカルマスクを手に入れることができなかった。日本政府は何をしていたのか。

菅義偉官房長官は2月21日の会見で「3月はマスク月産6億枚」、3月27日の会見で「4月は7億枚」と発表しているが、なぜか薬局を始め国民の手には一向にマスクが届かない。

その後、安倍晋三首相の会見で、日本はマスク生産の8割を中国に頼っている事がわかった。結局、「月産6億枚」「月産7億枚」は国産を指していたのか、中国での生産、輸入頼みだったのか、今でも著者にはわかならい。

4月1日に安倍首相は布マスクを1世帯に2枚郵送すると発表した。しかしこれについても必要経費が不透明な上に、予算の額が二転三転。検品などに時間がかかったのか、緊急事態が解除されるまでにマスクが届いた世帯は、東京都内の一部にとどまった。著者の手元にマスクが届いたのは6月3日だ。

日本でようやく街中でサージカルマスクが売り出されるようになったのは5月中旬以降。それもパッケージの日本語表記も怪しい海外輸入品、粗悪品が高値で薬局以外の店先に置かれる状況で、これに対して政府が対策を講じるそぶりは見られなかった。結局、緊急事態宣言が解除された5月末になっても、正規のメーカーのマスクを店頭で購入することはほとんどできずじまいだった。政府は国民の不安に何も応えてくれないのだと思い知らされた3カ月だった。

早急にマスク増産に取り組み、それを実現し、配布・販売に関してもシステムを構築した台湾とは雲泥の差である。そんな中で、日本が世界的に見ても感染者数、死者数とも奇跡的に抑えられたのは、国民の衛生意識に加え、神仏のご加護があったからというほかない。

マスクで世界に貢献

台湾の「マスク物語」にはまだまだ続きがある。台湾は製造ラインを逐次増産した結果、現在、1日1800万枚の生産量を持つ、世界第2位のマスク生産大国になっている。国民はマスク不足を憂うことはなくなったばかりか、海外の二親等までの親族にマスクを送付することも可能になった。

そして奇しくも日本で安倍総理が「布マスク2枚配布」を発表した4月1日、台湾では「マスク物語」の第二幕が始まった。蔡英文総統は総統府で記者会見し、新型コロナウイルスの世界規模の感染拡大について「台湾での封じ込めは成功している。その上で、台湾は決して世界の感染拡大を傍観せず、各国と防疫協力を進めていく」と述べ、米国に200万枚、イタリアやスペイン、英国など欧州の国々に700万枚、台湾と外交関係を結ぶ国々に100万枚を送る義援活動をはじめたのである。

さらに蔡英文総統は「台湾は世界の防疫の枠組みに欠かせない一員であることを示す必要がある。米国やEUとは防疫ノウハウの情報共有を進めている。ワクチン開発でも米国をはじめ多くの国・地域が台湾との連携を望んでいる」と強調。英語でもスピーチを行い「Taiwan can help, and Taiwan is helping!（台湾はみんなを助けることができます、そして台湾は助け続けます！）」とも述べている。

その宣言通り、台湾はマスクを、5月までに日本へ200万枚、さらに米国の感染状況が深刻な州に新たに228万枚、EUとその加盟国へ130万枚、国交樹立国へ109万枚、東南アジアや南アジア諸国との関係強化を目指す「新南向政策」の対象国180万枚、シリア難民の支援者を含むアフリカと中東地域の国家などへ60万枚を送っている。

その後、5月には台湾から5万着の防護服も日本に寄贈された。それが、日本の新聞などで報道されたのは6月13日だ。黙って日本に防護服を送ってくれる台湾には感謝しかない一方、すぐに感謝の意を示す報道のできない日本の姿勢には、毎度のこととはいえ首をかしげざるを得ない。

中国にマスクや防護服の援助を行っていた日本は、数カ月後に台湾からマスクや防護服を届けてもらう事態になった。なぜ他国民を優先して、自国民（日本国民）の安全を脅かしてしまったのだろうか。このことは重く受け止めるべきだろう。

第2章 情報戦を制す「ガチンコ会見」

デマに厳しい罰則

感染症、いわゆる伝染病が流行るとき、最も恐れなければいけないのが、インフォデミックと言われるデマ、流言の氾濫だ。善意であれ悪意であれ、不確かな情報が広がることで、市民の恐怖が増大し、パニックが起こってしまうからだ。何がリスクで、何が安全なのかという確かな情報が欠けていると、民衆は不安や妄想、憶測を口にしてしまう。ことは感染症に限らない。戦争でも、あるいは災害や事故でも同様だ。日本が東日本大震災に見舞われたとき、メディアやインターネット上でも現実の世界でも、不確かな情報や憶測が飛び交ったのを思い出してほしい。

新型コロナウイルス感染症の蔓延のさなかでは、台湾でも日本でも不確かな情報によってマスクやトイレットペーパーの買い占めが起きた。いったん広がったデマは社会に悪影響を及ぼすうえ、なかなか鎮静化できない。病院への駆け込み、市民同士のトラブルや差別などにも発展しかねないデマは感染症対策を根本から揺るがす存在でもある。

誤った情報によるパニックを抑える最大の方法は、市民がもっとも必要としている情報を政府が提供することだ。そのため、台湾はリスクコミュニケーションを重視し、政府側の会見に力を入れるとともに積極的に情報共有を図った。頻繁に会見や演説を行うことで、国民や関係職員などを激励し、互いの関係性を深めても来た。いくら政府が情報を発信しても、信頼がなければ国民はその情報を信用しない。

台湾政府の情報発信面での取り組みは、政府と国民との距離を縮めるだけでなく、メディアにも国民にも憶測の余地を与えず、デマの拡散を防ぐことにつながった。日本のメディアの暴走を思い出せば、その重要性が分かるだろう。もちろんそれによって、国民の不安が取り除かれたのは言うまでもない。

2020年1月2日、衛生福利部（厚生省）はフェイスブックでこんな告知を行った。

――武漢から台北松山空港に到着した華信航空（マンダリン航空）AE218便の機内で撮影されたものとして、「重装備の防護服を着た検疫官が飛行機に乗ってきた」「機内に原因不明の肺炎患者が搭乗していたようだ」と外国メディアに掲載され拡散されている情報はまったくの嘘であるので、拡散しないで下さい――。

台湾衛生福利部疾病管制署（台湾CDC）が確認したところ、写真の防護服を着た検疫スタッフは台湾の検疫官ではなく、また飛行機もAE218便の画像でないことが判明。台湾CDCは国民に対し、「このようなフェイク情報を信じないように、またこのような情報を拡散したり、リツイートしたりすると、『伝染病防治法』及び『社会秩序維護法』で罰せられます」と警告している。

このように、台湾はデマ情報に厳しい罰則を設けている。「伝染病防治法」第63条ではデマを流し社会の安寧を乱したものは最高300万元（約1000万円）の罰金が科せられる。また、「社会秩序維護法」第63条第5項では、デマを流したものは、3日間の拘留、あるいは3万元（約10万8千円）以下の罰金を科せられるのである。

トイレットペーパーデマ事件

それでも台湾社会で、1月中旬頃からデマ情報が広がり始めた。例えば1月11日に「台湾ですでに武漢肺炎、新型コロナウイルスに感染した病例が見つかった」「台湾でもすでに武漢肺炎で死んだ人がいるらしい」というデマ情報がSNSで流れたのである。

衛生福利部は、HP（ホームページ）上の最新情報欄に「真相説明」コーナーを設け、こうしたデマ情報をすぐに確認、真相を報告する体制を整えた。さらに1月25日には、感染症関連情報及び政策の発表は中央感染症指揮センターに一元化することが確認され、民衆及びマスコミなどがソース不明な情報を発信することを禁じた。1月29日には中央感染症指揮センターが「疾管家（疾病から家を守りましょう）」というＬＩＮＥグループを作り、感染症情報をわかりやすく発信し、デマや噂を防止するための具体的な発信を始めている。

この情報一元化戦略は功を奏して、4月初めの時点で「疾管家」の登録者は２１０万人を超え、国民の9％以上、全世帯の22％が登録していることになった。衛生福利部のＬＩＮＥには、「疾管家」よりも多い３００万人が登録している。これは、国民の13％、全世帯の34％が登録していることになる。

日本も4月に入ってＬＩＮＥやフェイスブックを使って情報提供や注意喚起を行う取り組みをはじめたが、台湾では1月からこのような情報発信を始めており、これらの情報発信ツールは後々も大いに役に立つことになった。

それでも完全には防ぎきれない物資の買い占めや、それによる価格のつり上げに対し、台湾政府は即座に対応した。

第1章でも登場した消費者保護官が各商店を巡回し、デマ拡散に関しても、台湾政府は

「伝染病防治法」の修正案をすぐに公布施行している。罰金を300万元（約1000万円）までひきあげ、その注意通達を発表。さらにその修正に応じない者を、「伝染病防治法」64−1条で10万元以上100万元以下の罰金とする、とも警告している。

これらは、中央感染症指揮センターの毎日の記者会見だけでなく、LINE、フェイスブックなどでも国民に対して直接発表され、メディアでも広く告知、報道された。

こうしたかなりの対策の網の目をくぐって起きたのが、2月初旬に突如発生した、トイレットペーパーの買い占めである。トイレットペーパー買い占めの原因はLINEグループでの、デマ情報の発信だった。

「マスクの原材料不足のためにトイレットペーパーの生産が中国で止まっている」

「台湾でもトイレットペーパー不足がはじまる」

こうした情報がLINEで拡散されるとすぐに警察が動き、発信者である女性3名が容疑者として割り出された。その1人は高雄市在住の60代の寡という女性で、500人が参加するLINEグループに次のデマを流したことが高雄市消費者保護会で確認され、連行された。

「パートナーの皆さんにアドバイスです：会社では紙類などの製品が足りなくなっていま

す。皆さん、今のうちからトイレットペーパー、ティッシュ、キッチンペーパーなどもなくなる可能性があります。これらはマスクの原料に回されます」

他の2名はその情報をフェイスブックに貼り付けて流言を拡散させた容疑で逮捕された。うち1名は、トイレットペーパーの営業販売員であった。彼らも高雄の40歳の陳、台南の33歳の陳と名字だけとはいえ名前まで報道されている。

警察は、この3名は「社会秩序維護法」第63条の「流言散布、公共の安寧者に充分な影響を与えた罪」が適用され、3日以下の拘留または3万元（約11万円）以下の罰金に処されると発表した。今回はトイレットペーパーという日用品が対象だったのでこれで済んだが、マスクなど防疫物であった場合には、「伝染病防治法」と「社会秩序維護法」の両方が適用されることもあるという。

「お尻は一つだけ」で成功した台湾政府

トイレットペーパーの買い占めが始まり、デマ拡散事件も明るみに出た2月上旬、蘇貞昌行政院長（首相）は自らのコミカルな後ろ姿のイラストを使ったポスターとともに、台湾語の発音をもじった言葉で「お尻は一つ」とフェイスブックに投稿した。本文には「買い占めしないで・デマを信じないで」というメッセージや、トイレットペーパーは十分足りていること、そもそもマスクの原料とトイレットペーパーの原料は違う事がわかる表、さらに民生必需品を買い占め、値段つり上げなどを行うと刑法第251条で最高3年、罰金30万元（約108万円）が課せられることも警告していた。

　この「お尻は一つ」は台湾人に大いに受け、このポスターが投稿された蘇貞昌行政院長のフェイスブックには、いいね！が10万以上、コメントが4千件、シェアも2万件を超え、日本のテレビでも紹介されたほどである。

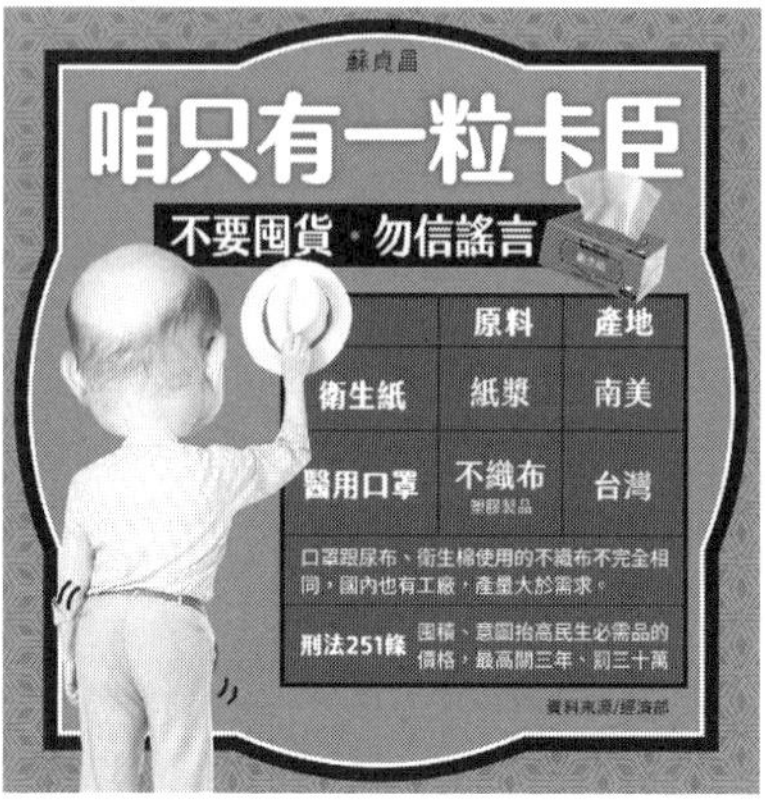

「お尻は一つ」。蘇貞昌行政院長のフェイスブックより

　ほどなくして、トイレットペーパーの買い占めは収まった。それは厳しい法的罰則の存在に加え、人々に訴えるソフトな戦略も功を奏したからだったと言える。

　台湾では、衛生福利部のマスコットの柴犬も有名である。また、外国人労働者の多い台湾では、手洗い推奨のポスターは、中国語、インドネシア語、タイ語、フィリピン語、ベトナム語などでも作られていた。さらに、蘇貞昌行政院長だけでなく、陳時中指揮官をはじめ多くの大臣も各省庁での啓蒙ポスターに積極的に出演しており、国民との親近感を高めるように努力していたのだ。

誤った情報を拡散しただけで逮捕されたり、罰金制度や報告義務などかなり厳しい対応を国民に強いたにもかかわらず、台湾政府への反発が少なく国民が政府の施策に協力する姿勢を見せたのはなぜだろうか。それは、政府関係者の情報公開に対する姿勢と、「お尻は一つ」メッセージに象徴される、閣僚らのコミュニケーション能力、PR能力の高さゆえのことではないだろうか。

何より、台湾政府は「リスクコミュニケーション」の重要性を熟知していた。「リスクコミュニケーション」とは社会を取り巻くリスクに関する正確な情報を、政府、行政、専門家、企業、市民などで共有し、相互に意思疎通を図ることをいう。相互信頼の形成や合意形成のひとつとされ、災害時や今回のような感染症被害が拡大したときに、情報発信側に特に必要とされる能力だ。

武漢肺炎が発生した初期段階から、台湾CDCが徹底したのは、情報の開示、公開、注意喚起だった。

ただ、当時は1月11日に行われる総統選挙の運動期間中でもあり、このニュースに注目していた人は少なかったと思われる。著者も総統選挙前後に台湾に滞在していたが、武漢で原因不明の肺炎が発生していたとの報道には微塵も気づかなかった。当時、台湾のニュースに流れた「武漢肺炎」に注目していたのは、武漢と関係のある人や感染症に関わる極限られた人達だけだったかもしれない。

その後、台湾CDCは逐次情報を発信している。1月16日の記者会見では、武漢での調査を終えて帰国した専門家2人が「武漢の関係者は限定的な範囲で、人から人への感染の可能性は排除できないと見ている」と語り、WHOや中国の発表とは食い違う見解を示したが、この頃から、前述通りマスクの買い占め、品切れが台湾でも目立ちはじめる。良い意味でも悪い意味でも、感染情報が国民に伝播した証だったかもしれない。

記者会見は質問がつきるまで

そして1月18日、台湾CDCの荘人祥《そうじんしょう》副署長は記者会見で感染症に対する警戒心を持つよう国民に呼びかけた。

「人から人に感染する可能性を排除できない。中国の感染防止対策に手抜かりがあった可能性が大きい。また、武漢天河国際空港ではサーモグラフィーによる体温確認などが行われており、事態は深刻化しつつある。今後感染が拡大し、春節に掛けて台湾人の帰国や旅行者の往来など、台湾にも影響があるかもしれない」

このように台湾政府は、初期段階で事実をしっかり伝え、危機意識を高めるようなアナウンスをしたため、事の重大さが国民に伝わった。国民の不安を煽るようなアナウンスはしない、国民を心配させる余計な情報は公開しないという日本的な行政の姿勢とは大きく異なる。

1月20日、台湾では中央感染症指揮センターが開設された。この段階では、中央感染症指揮センターの管理レベルは三級。台湾CDCの周志浩《しゅうしこう》署長が指揮官に任命されている。

そして翌21日に台湾国内で初の感染者が確認されると、22日に中央感染症指揮センターで台湾CDCの荘人祥副署長が改めて記者会見を行った。

・武漢で新型コロナウイルス型の肺炎の発生が確認されたこと
・昨日1月21日に確認された台湾の1例目の説明

・中国やWHOとの情報のやり取りの確認
・ヒトからヒトへの感染の可能性

会見ではこのような情報を詳しく説明している。記者との質疑応答の時間に入ると、「感染経路」「子供にはうつるのか」「どこで検査してもらえるのか」「海外に行ったとき注意することは」などの質問が次々と行われた。質問がつきるまで、なんでも聞いてよいのが台湾式ガチンコ記者会見だ。このときの動画は今でも見ることができるが、見ていて楽しいし、何より役に立つ。

台湾政府の記者会見や行政会見はライブ放映される場合も多く、そのほとんどがアーカイブ化されている。

台湾政治の特徴のひとつは、総統府、行政府（内閣）と国民との距離がとても近いということだ。総統も行政院長（首相）も、各大臣、そして官僚も、国民に見られていることをしっかり意識している。国民も政府・行政の一挙手一投足に注目している。

「メディアは最も重要な戦友」

春節の大型連休直前の1月22日、蔡英文総統は総統府で国家安全会議ハイレベル会合を開催した。会議には陳建仁《ちんけんじん》副総統、蘇貞昌行政院長、陳菊《ちんきく》総統府秘書長（総統府最高長官）の他、国家安全会議議長、国防部長（防衛大臣）、外交部長（外務大臣）、衛生福利部長、大陸委員会（中国大陸に関する業務全般を担当）主任などの関係閣僚、そして台湾CDCの周志浩署長などが召集され、防疫対策について話し合われた。会議後、蔡英文総統は次の談話を発表している。

「今日、皆さんに説明するのは、武漢肺炎の感染に対する政府の掌握状況と、私たちの防疫作業準備についてです。最初にお話ししておきたいことは、現在の行政チームの中には、17年前にSARS禍を経験している私と陳建仁《ちんけんじん》副総統、蘇貞昌行政院長がいます。あの嵐の日から今日まで、政府は充分な経験と充分な準備をしてきました。今回、私たちは自信を持って（感染症と）戦います。国民の皆さんはまったく慌てることなく、普通の生活を続け、政府の提供するそれぞれの疫病情報に随時注意を払っていてください」

「政府は民間につながるメディア、SNS、ネットワークなどと協調して、正確な防疫情報を伝えます。私はここにいるすべてのメディアのみなさんに先に感謝を申し上げます。皆さんは私たちの防疫活動の最も重要な『戦友』です」

このスピーチを聞いた国民は蔡英文総統の決意に触れ、国を挙げた感染症との〝戦い〟が始まることを強く意識しただろう。

防疫の指揮官にキーマンを投入

1月23日、中央感染症指揮センターは新型コロナウイルスの感染防止対策レベルを1段階引き上げ、2番目に高い二級体制とした。中央感染症指揮センターの開設から4日目で早々と格上げしたことになる。この段階で、陳時中衛生福利部長（厚生大臣）が中央感染症指揮センターの指揮を執ることが決まった。

台湾政府の本気度が国民に伝わった瞬間だ。この人事が、今回の台湾の新型コロナウイルス対策が成功した決め手になったと著者は思っている。

この日からは中央感染症指揮センターの記者会見は陳時中指揮官が主宰していくことになる。つまり、大臣主宰の記者会見が毎日開かれるということである。当然、注目度も上がり、記者の数も増えることになる。国民への情報発信に大臣クラスを迅速に投入したことが、台湾政府のリスクコミュニケーションを成功に導く第一歩になったことは間違いない。

同23日、中央感染症指揮センターの新指揮官となった陳時中指揮官の最初の記者会見の内容を長くなるが紹介しておきたい。

「メディアの皆さん、こんにちは。皆さん知ってのとおり、先ほど中央感染症指揮センターの対策レベルが三級から二級に引き上げられました。これは、台湾国内に大きな問題が発生したからではありません。外的要因によるものです。皆さんも聞いていると思いますが、今朝武漢が都市封鎖の状態になりました。皆様にはいろいろな意味で心配も増しているでしょう。デマも出回っているようです。中国各地の感染も拡がっています。

対策レベルが三級だったときは、武漢からの直行便などによる武漢からの感染の流入を防ぐための措置を講じてきました。二級に昇級した今日からは、中国全土への警戒と台湾国内の感染拡大を防ぐために必要な対策を講じていきます。

第一は、水際対策のさらなる強化です。（中略）

第二は、マスクは充分に足りているということです。N95マスクは皆さんに必要はありません。通常のサージカルマスクを正しく装着してください。また、手洗いなど衛生習慣が大変重要です。

第三に、偽情報やデマがこの二日間増えています。防疫情報は、この中央感染症指揮センターが発表するものが基準となります。毎日定時に更新し、最新で正しい完璧な情報を報告していきます。偽情報に関してはＮＣＣ（国家通信放送委員会）や内政部（総務省）、法務部（法務省）、そして衛生福利部が各種情報を収集して、すぐに精査し、すぐに真偽を発表し、すぐに公的権力を持って処罰します。また、防疫業務を妨害するような偽情報を広めたものも、厳重に処罰します。（メディアの）皆さんも気をつけてください。

感染症との戦いは、戦争中の作戦と同じです。蔡英文総統、蘇貞昌行政院長も同じように（臨戦態勢で臨むように）指摘しています。すでに私たちにはどのように感染拡大を防ぐかというプランと準備と対策ができています。

病院でも充分な対策準備ができています。この二日間で、どの病院が良い悪いだの噂になっていますが、どの病院も発熱外来と一般外来の動線が同じになることはありませんし、医療従事者には充分な防護服を装着し、対応させる準備もできています。院内感染が発生しないような対策もすべて整っています。どの病院が良いなどはありません。病院内のＳＯＰ（Standard Operating Procedures、標準業務手順）はすべて一緒です。どの（感染対応）病院に行っても同じですので、皆さんは安心して病院に行って病院の指示に従って下さい。

今日、対策レベルが二級に上がりました。各部署との協力体制は、行政院長の指導の下、順調に進んでいます。感染防疫は成功します。皆さんとも協力が必要です。みんなで頑張りましょう」

大臣職を兼任する対策本部の指揮官がここまで言い切り、説明すれば、多くの国民は安心したに違いない。中央感染症指揮センターのトップに任命された最初の会見で、陳時中指揮官はいきなりここまで国民を安心させるスピーチをしたのである。その後、陳時中指揮官はさらに素晴らしいパフォーマンスを見せていくことになる。

記者会見は、大臣ひとりで行われるわけではない。23日の会見には、台湾CDCの専門家や大陸委員会（中国大陸に関する業務全般を担当）の幹部など、他にも5名が列席している。この記者会見後も例にもれず、記者からは、「武漢には何人の台湾人がいるのか」「武漢の封鎖の状況は」「武漢肺炎の感染者はどんな状況か」「今、台湾で検疫検査されている人数は」などの質問がなされ、会見に参加している専門の官僚がひとつひとつ丁寧に答えていった。ホスト以外に多くの専門家を引き連れていることも台湾の行政記者会見の特徴で、想定される質問にすべて答えられるように準備を整えたうえで会見を行う。

そして、記者会見で大臣や官僚は説明責任と、それこそリスクコミュニケーション能力が問われるのだ。

国民に安心を与える会見

このように、台湾の中央感染症指揮センターでは1月初めから土日を問わず毎日、定例では14時から、必要時には随時、記者会見が開かれた。

台湾の記者会見をいくつか紹介しながら、その特徴、日本との違いを挙げていきたい。

まず、記者からの質問に丁寧に答えることで、国民が「政府は状況をすべて把握している」と安心を得ることに繋がった会見を紹介したい。

1月23日から29日、旧暦元日を含む旧正月（春節）休みであったにもかかわらず、台湾政府の会見は毎日開催された。24日には、武漢からの団体ツアー旅行客から2名の感染者が確認されたため、旧暦の大晦日に行われた中央感染症指揮センターの発表も、記者からの質問もその話題に集中した。その問答は、概ね、次のようなものだ。

記者「ツアー客は今、どこにいるのか？」

センター「そういった情報は公開しない」
記者「感染者は今、隔離されているのか？」
センター「ホテルに待機、隔離している」
記者「他の団体客はどうなっているのか？」
センター「今日の午前からツアーはすべて中止させている、全員がホテルに待機となっている。ツアー客は22日から入国している。台湾政府は旅行会社や交通部（国交省）を通じて、ツアーの足取りをすべて把握している。訪問先など濃厚接触者の可能性がある人はすべて把握している。検査も進めており、今のところ問題は確認されていない。すでに、ツアーは帰国の調整に入っている。現在、春節で混雑しているが、ツアーの停止、速やかな帰国を進めている」

その他、現在台湾に滞在しているツアー団体の数や滞在者数も発表した。

このように会見では、台湾政府が状況をすべて正確に把握して、コントロールしていることをしっかりと知らしめたのである。このような会見は国民に安心感を与えることになる。

大臣が一般人に「罰金刑ですまない」

決まりを守らなかった国民について、罰金が科されることを、大臣がしっかり言及する会見もあった。旧正月の元日に当たる1月25日、台湾南部・高雄の衛生局が、武漢から帰国した台湾男性の行動、それに科された罰金について次の発表を行った。

「21日に武漢から空路で帰国した台湾男性が、22日に咳などの症状があり高雄市の病院で受診したが、武漢への渡航歴を伏せていた。その晩、マスクを着用せずに市内のダンスホールで遊興し、23日に症状が悪化し検査で感染が判明した。その男性には30万台湾ドル（約108万円）の罰金が科せられた。また、高雄市衛生局は男性患者の行動をもとに、接触した可能性がある80人以上を割り出し追跡している。ダンスホールの従業員1人が咳などの症状を訴えており、隔離して検査している」

すると、陳時中指揮官は翌1月26日朝の中央感染症指揮センターの記者会見で、この男性の行動を強く批判したのだ。

「春節休暇の期間中、メディアの皆さんにはご苦労掛けます。また、皆さんのおかげで国民に大事な健康情報を提供できることに感謝します。感染症の状況は日々刻々と変わっています。皆さんご存じの通り、昨日高雄で台商（著者註／中国でビジネスを行っている台湾人）の男性が、防疫上必要な情報を隠蔽した上でダンスホールなどに出歩き、罰金刑を受けています。彼の犯した罪は罰金刑だけではすみません。これからいろいろな刑罰に問われていくでしょう」

大臣が一般国民に対して、記者会見で「罰金刑だけではすまない」と酷評するなど、日本ではあまりないことだろう。言うべきことははっきり言う。こういったリスクコミュニケーションの積み重ねが、国民の真の信頼を勝ち取る近道に違いない。

厳しさだけではなく、官僚や担当者への励ましも忘れないのが台湾流だ。1月29日、蘇貞昌行政院長は自ら中央感染症指揮センターを訪れ、各省庁のスタッフに激励を飛ばしている。

「国民と一緒に一蓮托生、一心同体の考えで進めて欲しい。一生懸命に努力した生産者（国民）が、災難に遭ったり損をしたりすることがないようにして欲しい。私たちには政府があるから、何でもできると国民に思ってもらえるように、国民に政府があるから安心できると感じてもらえるように動いて欲しい。

今日、私は特に（ここに集結している）各省庁諸君に要望があってきている。必ず心と力を尽くして、一滴の水も漏らすことがないように、国民の健康を守るために努めて欲しい。
この中央感染症指揮センターで決まったことは、最終決議である。この決定を各省庁に受け継いで、責任を持って行政を動かして欲しい。どんなことがあっても迂回したり（避けたり）、縮小する（妥協する）ことがあってはならない。必ずすべてやり尽くして欲しい。
例えば、自宅隔離（在宅隔離）でもしっかり見守ること。絶対に出歩かせないように。もし守れないのであれば、すぐに法律で罰していくように。この（防疫）時期は、厳格な管理と厳格な執行と迅速な行動をして下さい」（著者訳、括弧内は著者補足）
首相自らセンターに赴いての激励とメッセージに職員たちは気が引き締まると同時に、政府への信頼、国民に対する責務をも感じたに違いない。リスクコミュニケーションと、こうした現場や国民への鼓舞やアピールに共通するのは、「言葉の力」ではないだろうか。

「大臣そろい踏み会見」

また、台湾では「大臣そろい踏み会見」が珍しくない。

2月2日、この日は日曜日だが、午後の記者会見で、陳時中指揮官は次のように述べた。

「中央感染症指揮センターの判断では中国での武漢肺炎は短期的には終わらないと見ています。台湾では、今のところ皆さんの協力で感染の拡大を抑えていますが、この防衛ラインは必ず守らなければなりません。今後、区域の防疫対策の強化をしていかなければなりません。その中で、（春節休み明け）学校の始業をして、子供達が集まることが防疫観点から正しいかどうかを専門家で話し合い、開校延期を決めました。学校で集まることによって感染が万が一にも拡がらないようにするためです」

こう述べると、マイクを潘文忠《はんぶんちゅう》教育部長（文科大臣）に譲った。

これを受けて、潘文忠教育部長は開校延期について具体的な日程を発表した。

9日後の2月11日に予定されていた新学期の始業を2週間延期、2月25日からとすること。その代わりに夏休みを2週間短縮、7月1日からの夏休みの予定を7月15日からとすること。よって子どもの学習時間に影響はないことを簡潔に説明。

また、潘文忠教育部長は、7月などに行われる、高校入試、大学入試などは通常通り開催すること、2週間の延期で、子供の世話をしなければならない保護者の休暇を認める、などの説明も行い、最後に「教育部は、中央感染症指揮センターと協力して、子供達の健康と安全を守ります」と結んだ。

その後、マイクを許銘春《きょめいしゅん》労働部長（労働大臣）に譲り、許銘春部長が防疫期間中の子供の世話での保護者の休暇と給与補償についての説明を行った。

このように、衛生福利部長、教育部長、労働部長ら3名が揃って会見を行うのが台湾の当たり前の姿だ。彼らには、大臣としての変なプライドはない。行政院のメンバーの一人として、当然のように一緒に国民に説明をするのだ。

大臣職にある責任者が揃って説明する姿からは、各省庁が協力し政府が一丸となって事態に当たっているのだと間違いなく国民に伝わるのである。

陳部長の嗚咽会見に「台湾人でよかった」

2月4日夜の記者会見では、2月3日に武漢からチャーター機で帰国した乗客の中に感染者がいたことが発表された。このとき、陳時中指揮官が会見中、嗚咽して発言を隣の執行長に譲り、涙を拭った姿が全国に報道され、「泣かないで」と多くの応援のメッセージが送られている。

陳時中指揮官は、チャーター機が到着した3日深夜から桃園空港の格納庫で防護服を着て3時間の検疫に立ち会い、その後の中部の隔離施設への帰国者搬送にも同行して隔離施設の入居が無事完了したことを確認するなど、ほぼ24時間以上寝ていない状態での会見であった。

しかし、その帰国した台湾人のうち3名に発熱や咳などの症状があり、うち1名の感染が確認された（台湾国内11例目）。陳時中指揮官は台湾の帰国者に陽性患者が存在したことについて、こう述べた。

「皆さんは、この知らせを聞いてがっかりしたと思うでしょう。しかし、今回私たちが彼らを連れて帰ってくる重要な目的は、医療環境の良くない武漢から病人を連れて帰ってくることであり、貴重な生命を救うことであります。今回、チャーター機に陽性患者がいたことは希望していませんでしたが、逆にこれで彼の命を救うことができるものと信じ、これからも私たち医療界ができる限り努力して、国民の安全を守ります」

こう述べながら、陳時中指揮官は嗚咽し、言葉を詰まらせたのだ。そして発表を隣の執行長に譲りながら、数回、涙を拭った。

陳時中指揮官の涙の会見を見て、台湾国民からは「ありがとう」「台湾人でよかった」「台湾に住んでいて幸せだ」「台湾人であることを誇りに思う」などの感動のメッセージが寄せられ、陳時中指揮官が部長を兼任する衛生福利部のフェイスブックには、23万件以上の「いいね！」が送られた。

その後も陳時中指揮官は、1月23日から6月までの135日間、土日関係なく会見を行い、誠実な対応を見せた。チャーター便の帰国の現場では防護服を着て深夜でも不眠不休で対応に当たる姿に、国民やメディアは陳時中部長を「鉄人大臣」と呼ぶようになった。

結果、3月26日発表の台湾大手テレビ局「TVBS」の世論調査では、陳時中大臣の支持率は91％に達したのである（毎日新聞、3月27日付）。

台湾政府、中央感染症指揮センターの微に入り細をうがつ対応によって、国民が政府によって守られているという安心感と正しい警戒感を持つに至ったことは間違いないだろう。

初の犠牲者について詳細な情報を発表

2月15日、土曜日のこの日、台湾で新型コロナウイルスによる初の犠牲者が出てしまった。この男性は出国歴がなく、既知の感染者との濃厚接触も確認されていなかったため、台湾国内でも不安が広がった。

翌16日の会見で中央感染症指揮センターの陳時中指揮官は、これについて詳細な報告を行った。

「死亡したのは61歳の男性で、台湾中部在住のタクシー運転手。B型肝炎と糖尿病の病歴があった。男性は1月27日から咳込みはじめ、2月3日に病院で肺炎と診断され、入院。外部にウイルス等が漏れない陰圧環境で、集中治療を開始した。

2月15日夜、肺炎に合併して起こった敗血症で死亡。家族の同意をもって検体検査をした結果、新型コロナウイルス陽性と判明した（著者註／台湾では19例目）。

犠牲者の同居家族2人、非同居家族10人、医療機関接触者60人、集中治療室での接触者7人について、台湾当局は全員に検査を実施。16日の時点で医療関係者60人は全員陰性、同居家族のうち1人が陽性と判定され（著者註／台湾では20例目）、その51歳の男性は無症状ではあるが、陰圧室で治療を受けている。残りの人々についても検査を継続中である」

このように台湾では、初期の段階から濃厚接触者をさかのぼって見つけるクラスター対応が取られていたことになる。さらには感染者の居住地、年齢、性別、職業（必要時）、疾患経歴や感染経路も明確に報告され、濃厚接触者数も検査結果も発表される。濃厚接触者は、検査で陰性でも14日間の自宅隔離が義務づけられ、潜伏期間中は外出できない。感染症を徹底的に封じ込めるためのマニュアルがしっかりできていて、徹底されていたことがわかる。

さらに陳時中指揮官は、渡航歴がなく、感染者との濃厚接触もないこのケースが発見された経緯について、詳細に感染経路不明の感染者が出た理由を語った。

「シンガポールなどでは、渡航歴のない感染者が増えているため、中央感染症指揮センターでも緊急に2月12日から検査範囲を拡げて警戒していた。今回は、インフルエンザで陰性判定が出ているにもかかわらず、肺炎兆候があった113名に対して拡大検査をして見つかったケースである。犠牲者が出てしまったことは大変残念ではあるが、このように検査範囲を必要に応じて広げたことで、早期発見できた」

そして、今後も感染の可能性のある人物を探し出すよう努力すると表明し、海外渡航歴のない人の感染という事態を受け、国内の管理体制と安全対策の強化も発表した。

憶測を挟む余地のない会見

今回、新型コロナウイルス対策で台湾が成功を収めつつある中で、「台湾の人材はなぜそんなに優秀なのか」との質問が多く寄せられたが、この開かれた記者会見にも、官僚や人材を育て、発掘していく機能があるのではないかと著者は考えている。

台湾の記者会見映像を見ていて、記者の質問内容が日に日に鋭くなっていくことに気づいた。最初は、つかみどころがない質問だったが、日を追うごとに鋭い質問になっていくのである。官僚もそれに応じるように資料に目を通して答えていく。質疑応答では、当然、大臣にも詳細な説明が求められる。時に説明不足や準備不足が露呈する場合もあるが、それは後日補足されることになる。そのプロセスで行政側も「一般的にはどういうところが分かりづらいのか」「メディアは国民に対しどういった情報を提供したいと考えているのか」が分かる。記者会見でのやり取りを通じて、政府も報道側もお互いに成長しているように感じた。

また、会見で細かく質問がなされ、それに対して詳細な事実関係の説明がなされるので、報道は会見の内容をそのまま伝えることになる。その中に、推測や邪推が生まれ、仮定の話が広がる余地がないのだ。事実が少ないと、報道側が推測を挟み込む、もしくは外部の専門家や評論家がその内容の真意を自由に推し量り、私見が入り込むことになるが台湾の場合はそういったケースがない。しかも、防疫期間中は下手な意見や批判は、罰せられてしまう。

日本では、発表を行う行政側は情報をあまり公開したがらない傾向にあるのか、会見の時間的制限があり、質問時間も限られている。「次の予定がありますので」と会見が打ち切られることもたびたびだ。首相会見も大臣会見も省庁の会見も、ただ文書を読んでいるだけで、わからないこと、決まっていないことが多く、奥歯に物が挟まったような歯切れの悪い無味乾燥な会見が多かった。そう感じるのは著者だけではあるまい。

また、日本では報道側も情報が少ないため、いろいろな推測憶測を交えて報じたり、その真意を様々な筋から探ろうとする。しかし、その筋がトンチンカンであれば、報道内容もトンチンカンになっていくのは当たり前だろう。日本では推測や憶測が、思い込みや陰謀説にまで発展するケースもあるように思う。ここまで来ると、報道側と行政のリスクコミュニケーションはなかなか構築できない。それどころか、両者の関係は崩壊していくだけではないだろうか。

このリスクコミュニケーションの崩壊は、国民の間にもじわじわと波及していく。マスコミやインターネットを通じて、不確かなものを含む情報や極端な意見が飛び交うことで、楽観派、慎重派などが生まれ、国民がバラバラになっていくようにさえ、思えてならない。リスクコミュニケーションの崩壊は、国民同士の相互不信や不和を招く。

そんな日本と比較するからなのか、著者はときおり、台湾の陳時中という指揮官による国民のための誠実な会見を見ながら、感動で涙ぐむこともあった。「運命共同体」である台湾国民からすれば、その思いはひとしおであったことだろう。

謝罪と丁寧な説明を行った総統

この章の最後に、改めて「リーダーの言葉の力」の重さについて触れておきたい。台湾当局は、政府にとって失策に触れざるを得ないきまずい場面でも、きちんと問題に向き合い、国民に説明と謝罪を行っている。

台湾では4月に入ると新規感染者ゼロの日も目立つようになってきた。そんな中で、パラオでの訓練を終えた台湾海軍が4月9日に帰港し、海上隔離6日を経て15日に上陸許可されたが、軍艦「磐石（Ｐａｎｓｈｉ）」の乗組員から感染者が発生する事件が起こった。

これによる感染者は二次感染者含め最終的に35名にまで増えたことで、ここまで完璧に行ってきた台湾の防疫管理が崩壊したかに見えた。結果的にはその後、乗組員及び濃厚接触者の隔離措置も終息しているが、国民は不安と海軍の甘い管理に怒りを覚えはじめていた。

その渦中の4月22日、蔡英文総統は国民に向けて謝罪会見を行った。

「私は三軍の総帥（最高司令官）であり、国軍のことは私のことであり、私の責任です。国軍は平時から懸命に国家を守っています。防疫についても数多くの支援（マスク増産など）をしてくれています。しかし海軍の今回の任務においては大きなミスを犯しました。国民に新型ウイルス感染のリスクと不安を与えてしまいました。ここに深く遺憾の意を表明します。

総統の責任は防疫をしっかり行い、国民に安心を与え、国を守ることです。先ほど国防部（国防省）幹部と話をしました。最速での真相究明と誤りの修正を求めました。調査の完了後には、責任の所在をはっきりさせてから罰則を科すつもりです。決してこの過失をかばいはしません。（中略）

しかし、国軍は現在の台湾海峡の情勢に全力で当たっています。国軍にはこれからも国防で重要な役割を背負ってもらう必要があります。これからは、国家防衛と国民の安全を

さらに守るように求めました。国民も国軍を引き続き支援してくれることを望みます。（中略）

これからも政府は引き続き努力を続けます。皆さんの協力にも感謝しています。これからも一緒にがんばりましょう。ありがとうございました」

責任をとれる強い総統の姿が目立った感動的な会見だった。果たして今の日本で、こうした光景を見ることができるだろうか。期待したい。

第3章

台湾に「素人大臣」がいない理由

防疫ヒーローは「その道のプロ」ばかり

ここまで、台湾の「マスク国家隊」と「リスクコミュニケーション能力」について述べてきた。お気づきの方もいるだろうが、リーダーシップは蔡英文のみが発揮したのではなく、蔡英文が指名した閣僚、行政院長ら「台湾政府」を構成する面々が、それぞれ自身の能力や経験を発揮し、情報発信、説明責任を果たしたことが、台湾の「防疫戦争」を勝利に導いたといえる。そして、それらの働きがあったからこそ、国民からの支持も高まった。

2020年2月中旬から下旬にかけて行われた各社の世論調査では、蔡英文総統の支持率（満足度）はTVBS民調センターで54％、美麗島電子報で63・5％、宝島通訊で71・9％を記録している。

また、同時に行われたTVBSの民意調査（世論調査）では、国民の67％が「感染拡大に不安を覚える」と答えながら、82％が「衛生福利部陳時中大臣の防疫政策には満足している」と答えている。感染症に不安を持ちながらも93％が「感染症予防について知っている」とも答え、「中国などから帰国した人の14日間の自宅隔離」に96・3％が賛成（宝島通

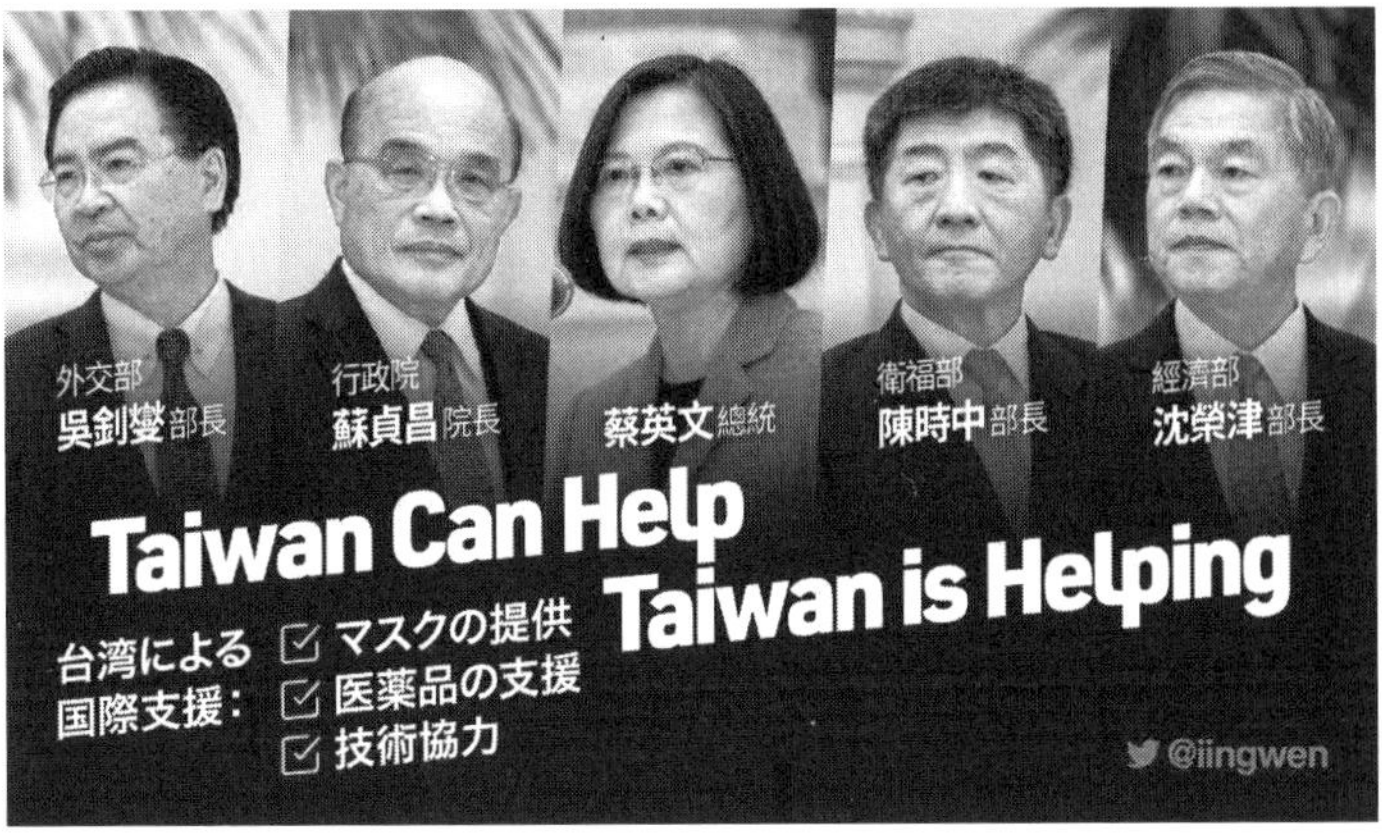
外交部
吳釗燮部長
行政院
蘇貞昌院長
蔡英文總統
衛福部
陳時中部長
經濟部
沈榮津部長
Taiwan Can Help
Taiwan is Helping
台湾による国際支援：
マスクの提供
医薬品の支援
技術協力
@iingwen
蔡英文総統のツイッターより

訊）している事も驚きである。未知の病原体に不安を覚えながらも、政府を支持し、信頼し、政府の決定に従っていこうとする姿勢がよくわかる。

台湾ではなぜ、国民の支持を得たうえ、的確な政策を打ち出せる人材が政府にそろっていたのか。適材適所が実現できたのか。

そのことに迫るべく、まずは今回のコロナ対応で、リーダーシップを発揮し、政策を取り仕切った大臣たちにスポットを当ててみたい。

対コロナ対応で獅子奮迅の活躍をした陳《ちん》時《じ》中《ちゅう》は67歳。衛生福利部長（厚生大臣）、中央感染症指揮センター指揮官だ。彼は大臣でありながら国会議員ではない。本来の職業は歯科医師で、41歳の時に歯科医師会全国連合会の理事長になり、台湾の歯科治療の保険制度推進などに尽力した。その後、行政院（内閣）衛生署副署長、総統府国策顧問などを経て、２０１７年2月に64歳で衛生福利部の部長に就任している。民間から能力が認められ行政府に引き上げられた人材だと言って良い。

台湾のマスクの輸出禁止、増産体制などを整え、マスク不足問題で活躍したのが、沈栄《しんえい》津《しん》経済部長（経産大臣）だ。彼は、マスクの国内の増産体制を作り上げるために、全国の工作機械組合、精密機械センター、マスク生産業者、紡績所、その他研究団体など30以上の企業と国家組織をまとめて、３カ月から半年かかるといわれた60本のマスク製造ラインを1カ月で完成させた。現在、台湾は1日１８００万枚の生産量を持つ、世界第2位のマスク生産大国になった。

沈栄津大臣も国会議員ではない。電機工程やオートメーション化技術を学び、経済部に入省した官僚出身者だ。経済工業官僚として科長、組長、副局長、處長、局長、次長などを経て大臣にまで登り詰めた。経済官僚として培ってきた人脈と経験が今回のプロジェクトの成功に大いに役にたった事は間違いない。

国会議員経験者は内閣でたった4人

全国のマスクの在庫一覧システムを作るための情報を民間IT企業に公開し、政府の情報を国民に効率よく伝えるために活躍したのが、唐鳳《とうほう》政務委員（デジタル担当大臣）だ。彼女も国会議員ではない。彼女は8歳からコンピュータープログラミングに興味を持ち、ずば抜けて知能が高く、そのことで現行の学校教育になじめず14歳で中学校を中退しており、高校にも大学にも進学していない。

独学でプログラミングを学び16歳で台湾明基公司（BenQ）などIT企業の顧問など要職を務め、一度33歳でリタイヤを宣言している。その頃、行政院国家発展委員会のバーチャルワールド発展法規調整計画の顧問に就任し、国家のデジタル社会での役割や可能性などについてアドバイスしている。その1年数カ月後の35歳の時に行政院政務委員に任命された。彼女も国会議員ではないが、国家のデジタル化戦略は唐鳳にしかできないということで国家が進むべきIT・デジタル社会の構築の担い手として活躍するようになったのである。

陳時中衛生福利部長も沈栄津経済部長も唐鳳政務委員も、現職の議員ではないどころか、国会議員の経験すらない。副総統の陳建仁《ちんけんじん》でさえ、国会議員の経験はない。陳建仁副総統は公衆衛生学の分野では世界トップの米ジョンズ・ホプキンズ大学公衆衛生大学院で博士号を取得している。2003年、台湾でのSARS危機の際には、行政院衛生署長として大活躍した人物だ。その時のことはのちに詳述するが（第7章）、今回の新型コロナ対応でも獅子奮迅の働きを見せた。

このように、閣僚の多くは国会議員経験すら持たないが、皆、完全にその分野のプロだ。第二次蘇貞昌内閣には大臣は行政院長（首相）を含め31名いる。その中で立法委員（国会議員）経験者は、行政院長、行政副院長、内政部長、交通部長の4名だけである。それ以外は、官僚及び地方公務員から9名、学界から8名、法界から2名、医師出身1名、民間3名、軍人から3名そして中卒1名である。大臣全員がそのフィールドの専門知識を有している。そして十分に能力と実力を試されて大臣のポストに就任する仕組みが台湾では出来ている。

十分な実務経験と実力とネットワークがあってこそ、今回の新型コロナ禍でも迅速且つ有効な決断と行動があり、素晴らしい対応を生み出せたのだろう。有能で実力のある人材であれば、学歴も性別も経歴も経験も関係なく登用するのが、蔡英文政権の、そして台湾の柔軟性だ。

日本のように、年功序列や派閥の論理で与党の国会議員から大臣が選ばれ、それによってパソコンを触ったことのないＩＴ担当大臣のような「不適材不適所」な人事が生まれるようなことは、台湾では絶対にない。「末は博士か大臣か」の言葉通り、官僚や学者専門家が大臣になる道が開けているのが台湾だ。

日本にはない「政務委員（上級大臣）」

台湾の大臣ポストは3種類ある。一つが部長（大臣）でもうひとつが主任委員（大臣）、そしてもうひとつが政務委員（無任所大臣）だ。そこにも台湾政治の強さの秘密が隠れている。

現在の蘇貞昌内閣には、部長が14名、主任委員が8名、政務委員が7名いる。日本では、無任所大臣より大臣の方が格上の空気があるが、台湾では行政上、政務委員のほうが上位である。実際、行政院のＨＰでも、政務委員の紹介欄は部長の紹介欄の上に位置する。政務委員を「無任所大臣」と訳しているが、実は日本にはないシステムの「特殊大臣」であり「上級大臣」なのだ。

政務委員は、国家の運営をより良く発展・改善させていくために委員会などを主宰し、各省庁を横断的につなげていく役割と権限を持つ。委員会では大臣より上に立つ立場だ。唐鳳政務委員がデジタル担当大臣として活躍できた仕組みがここにある。

唐鳳政務委員が政務委員として担う課題は、「社会革新、青年の政治参加、オープン政治」だ。

台湾には14の部（省）と8の委員会が存在する。各部長・主任委員は各部（省）・各委員会など行政部門の長として、行政の運営を指揮監督する立場であり、そのことに専念する。部長が縦糸なら、政務委員は横糸の役割なのである。日本では、縦割り行政の弊害が議論されるが、台湾では全省庁が行政府の一員として、連携協力する体制と意識ができあがっている。これが台湾行政システムの強さであり、今回、コロナ対策が当初から有効に機能した要因のひとつであることは間違いない。

選挙で問われる「行政サービス満足度」

蔡英文総統が自身らの正しいと思う施策を次々に打ち出せたのは、1月11日の総統選挙での勝利の勢いがあったことも一つの背景としてあるだろう。この2020総統選挙の投票率が74・9％だったことが象徴するように、台湾の直接民主選挙の投票率は、総統選挙・立法委員選挙そして地方選挙とも極めて高いのが特徴だ。過去7回の総統選挙の平均投票率は75・48％にも及ぶ。

中央の行政サービスの質は、総統選挙にも、立法委員選挙にも、地方選挙にも影響する。各自治体の行政サービスは、首長選挙に跳ね返ってくる。実権を握っている政府、地方政府が提供する行政サービスの質と満足度がそのまま得票率に繋がるのだ。

台湾の政府関係者にこの素早いコロナ対応の秘密を聞くと、「政府の打ち出す政策と行政サービスは、そのまま選挙に響くから」と聞いてしまえばあまりにも当然の答えが返ってきた。台湾人にとって、行政サービスの質こそ、最大の投票指標なのだ。

もちろん、「やっている感」を醸し出す能力や、実際に努力している姿勢を国民にしっかり見せるパフォーマンスも重要だ。第2章で紹介した「ガチンコ会見」もその表れだろう。台湾では、選挙の公約、選挙時のパフォーマンスより、候補者の人柄や過去の実績、そして可能性が問われる。政権与党としては、市民の不満の声をすぐに反映させて、全員に平等で満足のいくサービスを提供することが最大の課題であり役割でもあるのだ。

だからこそ各行政部門には、必ずといっていいほど「すぐやる課」が設置されていて、市民国民の声をすぐに改善改革につなげる努力が見られる。一部特定の団体や組織に便宜を計っているだけでは、当選できないのが台湾の選挙だ。

「政治作秀」の国

台湾の友人に、国民が選挙を行う「民選」が始まってから何が一番変わったか聞くと、ほぼ全員がお役所の対応やサービスが良くなったと答える。前述のように国民の行政への悪評は地元議員の票に直結するからだ。

そしてもうひとつは、見せ方だ。例えば台湾の政治家は、必ずベストを着て胸に大きな名前を書いている。しかし、国民の方もそれが「やっている感」にすぎないのか、実（心）

を伴っているのかを見極める力を持ち始めている。これが台湾の政治・選挙のおもしろいところだ。

台湾では「政治作秀」という言葉が存在する。「政治Ｓｈｏｗ」と発音するこの「政治作秀」は「パブリシティスタント（Publicity stunt）」とも呼ばれていて、国会議員、地方議員、官僚、候補者などがマスコミや市民からの注目を集めるためのパフォーマンスのことだ。

以前は日本で報じられることも多かった台湾の国会での乱闘事件などを覚えている人も多いと思うが、あれもすべて出来レースの「作秀（Ｓｈｏｗ）」だ。自由な政治が開放されるとしばらくは台湾人も「政治作秀（Ｓｈｏｗ）」に踊らされたが、20数年間で台湾人の有権者は確実に政治を見る目が鍛えられ、普段の行動や政治活動をしっかり判断した上で、誠実で誠意あるものかそれとも単なるパフォーマンスかをすぐ見抜く。ときどき、私たちがとある政治家のとある活動に感嘆していると、台湾人がひと言「あれは作秀だよ」と教えてくれる場面も少なくない。

台湾人はプレゼンが大好きだ。先にも台湾の記者会見や、閣僚の印象的な演説について触れたが、政治のみならずビジネスでも行政でも、自分の考えを資料やシートにまとめて発表するのが常であり、「発信」できる人が上に上がっていく。台湾では教育の場面でも「発表」は重視されている。そのため、発信上手になるだけでなく、「パフォーマンスばかりで中身がない」人を見分ける力も養われるのだろう。

台湾人はマスコミ報道やテレビ番組にも踊らされない。テレビコメンテーターが、見え見えの「政治作秀」を誉めたりすると、民衆は「あいつはカネもらっている」と非難し、カネをもらっているのが事実であろうとなかろうと、番組の人気はガタ落ちする。

その中で、今回の台湾政府・蔡英文総統、蘇貞昌行政院長、中央感染症指揮センター・陳時中指揮官ほか、防疫活動の全関係者、医療従事者の行動や発言は「真心・誠心」（本心だ、誠意がある）と目の肥えた台湾の有権者の心をつかんでいる。それが高い政権支持率に繋がっているのだろう。

まだ民主主義歴24年

台湾の政治制度は、1947年元日に公布され同年12月25日に施行された「中華民国憲法」（14章、175条、修正7回）に、三民主義（民族独立、民権伸長、民生安定）に基づく「民主共和制」であると規定されている。しかし、中国大陸から台湾に移ってきた1949年当時の蒋介石総統は戒厳令を発令し、「国民党」の一党独裁制（寡頭共和制）を敷いていた。その後、38年間続いた戒厳令は世界最長記録だ。著者も戒厳令下の1986年に留学のため台湾に渡ったが、当時は言論・集会の自由などが極端に制限され、民主化、独立などの反体制の政治運動はすぐに軍事裁判に送られた。憲兵が一番強い時代で平気で住民に銃口を向ける時代だった。

1987年7月に38年にわたる戒厳令が解除されると民主化が徐々に進み、その後の李登輝総統の時代、5回の憲法修正などを経て、1996年3月23日に史上初めて台湾の正副総統の直接民選選挙が行われた。この日をもって、台湾の民主政治が始まった。よって、台湾の民主政治の歴史は浅く、まだ24年、四半世紀しか経っていないのだ。その間、国民党と民進党が政権を取り合い、試行錯誤しながら今の台湾が出来上がった。そして今の民進党の蔡英文政権誕生に繋がっている。

台湾は二大政党制と考えられがちだが、現在内政部（総務省）に登記されている政党だけで台湾には246団体が存在する。実際に立法委員を擁立している政党は「民主進歩党」「中国国民党」「台湾民衆党」「時代力量」「台湾基進」の5つだけだが、中には「台湾共産党」や「おばさん連盟」まで存在する。現在、台湾人は自由な主張で政治活動をする権利を有している。

自分たちの手で民主的な制度を作り上げてきたからこそ、政治家は国民に対する説明責任やプレゼン、行政サービスの向上に責任を持ち、国民の側もそれに対する審査としての選挙を重視しているのだろう。

日本の常識、台湾の非常識

現在の台湾の中央政府は、総統府と五院（行政院、立法院、司法院、考試院、監察院）で構成されている。台湾の特徴は国父孫文の「三民主義」の考えに従って「立法」、「司法」、「行政」、「考試」、「監察」の五権分立制が採られている点で、日本のような三権分立ではない。「行政院」は日本の内閣に相当する最高行政機関で、最高職は行政院長である。台湾の行政院の特徴で日本と大きく違うところは、中央銀行（日本銀行に相当）が行政院の下部組織であることだ。

「立法院」は日本の国会に相当する最高立法機関で、直接選挙によって選ばれた113人の立法委員によって構成されている。本来225名の定員であったが、2008年の第7

回立法委員選挙から議員定数を113名に半数削減という大改革をしている。

「司法院」は国家の最高司法機関で、日本の最高裁判所事務総局のような役割を持つ。

ここまでが日本にもある三権だ。

日本と台湾の政治制度で最も大きく違う点は、「行政院（内閣）」と「立法院（国会）」の関係にある。議院内閣制の日本は、内閣は国会の議員で組織される。内閣総理大臣は国会議員でなければならない。一方台湾は、半大統領制と呼ばれる制度を採りながら、より大きな権限を総統が有する政治制度だ。著者はこれを台湾「総統内閣制」と呼ぶ。そして、台湾政治最大の特徴は、「行政院」と「立法院」の完全独立にある。

簡単に言えば台湾の「内閣総理大臣（行政院長、首相）」も「大臣（部長）」も誰ひとり「国会議員（立法委員）」ではないという事だ。台湾では国民の直接選挙で選ばれた総統が行政院長を決める。行政院長が、各部長（大臣）を任命するが、行政院長自身も含めて、部長・主任委員、政務委員（大臣）は、立法委員ではない。

日本では、組閣、内閣改造の時に、どの国会議員が入閣するのかが話題になる。憲法に大臣の過半数を国会議員から選ぶことが定められているからだ（日本国憲法第68条）。日本人にとっては、内閣は国会議員によって構成されることを当然だと思っているが、台湾ではそうではない。

この事を台湾の政治に詳しい友人に聞いてみたところ、「立法府の人間が、行政府を兼任してどうして立法委員が行政の正しい監督監査ができるのか」と逆に質問されてしまった。日本の議院内閣制と台湾の半大統領制（総統内閣制）をそのまま比較することには無理がある。しかし、日本でずっと当たり前だと思っていたことが、根底から覆されるひと言だった。

行政府（内閣）は、国家の行政運営をつかさどる。行政府の中に部・委員会（省庁）があり、地方行政との連携も含まれ、国民の安全と権利を守り国民の義務を遂行させる。台湾には、行政府として国家をまとめ連携する仕組みが出来ている。中央銀行や公平交易委員会（公正取引員会）も行政組織の一部で、どの組織も機能している。

一方の立法府は、国家管理に必要な法律の制定と行政院がつくる予算の審議、そして行政活動の監督と会計監査をするところだ。予算が立法院で通過すれば、行政機関は予算を計画通り遂行する。なお、議会では日本の帝国議会時代に採用されていた、三読会制が採用されている。

もし結果が悪ければ、立法院が厳しく審査し、行政メンバーは行政責任を追及される。

当たり前の事を当たり前にする仕組みが完成されているのである。端的に言えば、立法府と行政府の独立が完全に保たれている。しかも、国家運営の点で言えば、行政権の行使が優先されて、立法府はその監視役の任の方が高い。国会優位の日本とはまったく逆だ。

日本に欠けているプロ意識

「五権分立」のうち、日本にない残る二つの紹介もしておきたい。

「監察院」は公務員の弾劾、公務員責任の糾明及び国政調査を行っている。公務員に厳しいのも台湾の特徴と言える。

「考試院」は全ての公務員（官僚）の採用試験や任用、管理を行っている。現代版の科挙だとも言える。台湾の公務員は考試院の採用試験と資格審査を受けることが法律で定められている。日本の人事院に相当すると言われているが、著者はまったくの別物だと認識している。この両院とも、近年台湾では予算の関係もあり、廃院や統合の考えもあるが、著者は日本が参考にすべき点はあると考える。

特に「考試院」には、台湾の優れた人材輩出の秘密がある。採用試験には大変多くの職能別、レベル別の試験が存在するが、おもしろいのが省庁別採用ではないことだ。公務員は公務員として行政院人事行政総處で一括採用される。さらには、全公務員が年次や業務評価で詳細な等級管理がされていて、中央と地方、地方と地方で公務員の移動が比較的自由に行われる。引っ越しで、違う地方自治体の公務員になることも可能なのだ。

また、公務員の教育にはeラーニングや研修などを使い、等級管理なども厳格に行われている。優秀な人材などいれば、例えば経済部官僚が、地方行政の経済局の局長に抜擢される場合もある。その多くの場合は、首長の要請による。以前考試院の副院長から話を聞くために考試院を訪問したことがあるが、院内には公務員裁判所があり、公務員の減給や免職などへの不服裁判を行うという。これを聞いて、台湾は公務員の責任と権利を公平に守っているとの印象を受けた。

海外からも台湾の考試院を学びに来るケースがあるという。日本の公務員の採用や任用、中央官僚と地方公務員の交流や人材発掘など多くのヒントがここにあるように感じた。

議院内閣制の日本は、いつの間にか国会（立法府）のプレミアムシートが、大臣（行政府）のポストということになってはいないだろうか。当選回数や派閥の力関係で決まってしまう閣僚。能力や経験のない、実力無視の素人お気楽大臣。内閣閣僚と省庁官僚の間にも多くの齟齬や軋轢があり、行政府内もバラバラのような気がする。縦割りによる責任のなすりあい、責任回避のための「しない」決断や先延ばしでは、非常時に機能しなくなるのも納得できる。

今回の緊急事態宣言についてもそうだ。自粛「要請」という言葉も、政治が最終的な責任を取らなくて良いように、言い逃れができるように動いているとしか感じられない。そこには国民の安全や健全な生活を守ろうとする姿勢は見えない。政治行政がプロフェッショナルな台湾を見ていると、ますますそう見えてしまう。

また、常時国会に大臣が、縛られ過ぎているのもおかしな話だ。本来であれば、大臣閣僚は担当省庁で指揮監督をする立場であるはずだ。三権分立としての行政府と立法府の独立は守られているのだろうか。

しかも、国会で質問される内容は、スキャンダルやゴシップなどの揚げ足取りばかりで、与党は野党が、野党は与党がと責任のなすりつけあいばかりだ。「特定省庁の官僚が暗躍しているらしい」との指摘も絶えずあるが、政治家が官僚や行政組織の暗躍を許していること自体が問題ではないのだろうか。

台湾のＩＤ制度と企業番号

政治行政のプロ意識だけでなく、台湾政府にあって日本政府に欠けているのが「国民の情報」だ。国家と国民の信頼関係がなければ国民の情報は管理できない。第1章でも触れた全民健康保険証（National Health Insurance Card　以下健康保険カード）や身分証こそ、国家・政府と国民との信頼関係の象徴ともいえる。

台湾ではその通院歴やレセプトなどの個人情報と直結する健康保険カードと身分証（ＩＤカード）、運転免許証などが国民番号（ＩＤ番号）で紐付けられている。さらには社会保険や税金、銀行口座などもすべてがこのＩＤ番号で繋がっており、携帯電話を申し込むときも、保険に加入するときも、金融商品や株を買うときもＩＤ番号が必要だ。会社が支払う給与も労働保険もすべてＩＤ番号で管理されている。だから納税するときもＩＤカード一枚で用が済み、収入状況なども税務署がオンラインで管理している。

現在著者が特に注目し、研究しているのがこれらのＩＤネットワークシステムと企業番号である「統一編号」システムだ。特にこのＩＤカードは正しく国民としての義務を果たしていることを証明し、そして迅速で効率の良い行政サービスを受けるための大切な道具なのだ。

日本でもマイナンバー制度が始まっているが、健康保険証とのリンクはもちろん、銀行口座情報や免許証などとの連携にも根強い反対がある。「政府に情報を捕捉されたくない」「情報流出が怖い」という抵抗感があるためだ。日本政府が国民から信頼されていない証《あかし》だ。

一方、少なくとも台湾のＩＤ制度は、国民の健康と財産を守り、国民の義務を監視し、権利を保障するためにあることを国民が認め、その信頼の上に成り立っている。

台湾の弁護士をしている友人にこの台湾のＩＤ制度について意見を聞いてみた事がある。最初に冗談交じりに「丸裸ですよ。収入も資産も保険もなにもかも政府が把握している。嘘はつけません」と言いつつも、「ただ、反対してもどうにもならない国民の義務。それで国家が財産や安全そして権利を守ってくれるのなら成り立つのではないでしょうか」と答えてくれた。

台湾にとって、ＩＤは便利な道具なのだ。個人資料保護法（個人情報保護法に相当）も整備されているし、データ処理も行政機関が責任を持って管理しており、入力や管理を民間業者に委託することもない。

そして、個人のＩＤカード以外に、法人にも「統一編号」という企業番号が各企業に割り振られている。台湾で買い物をすると「統一発票（レシート）」がもらえて、それが宝くじになっている話は近年台湾通ではよく知られている。買い物をして、そのレシートが「当たり」であれば最高1千万元（約3600万円）がもらえる。実はこれは景気刺激策のためだけではない。レシートは二連式（現在は電子化）で、そこには販売した店の企業番号が書いてあり、1枚は客に、もう1枚はそのまま税務署に渡されるのである。本来の狙いは脱税防止のためなのだ。

日本では、店のレジ横に丁寧にレシートのゴミ箱まで置いてあるが、悪人経営者ならそのレシートを集めて、売上げから削って、売上げを誤魔化すだろうと考えてしまうのは著者だけだろうか。著者は、消費税を導入、増税する前には、日本もこのレシートと企業番号のシステムを導入してからにすべきだと、荒野で一人、小声で訴えていたものだ。

また、商店でなくても、法人は金銭の授受にはこの企業番号の記載された所定の「統一発票」を発行する規則になっている。企業間の取引の場合は、この「統一発票」に「統一編号」がなければ経費として認められない決まりだ。これで支払った側と金銭を受け取った側が完全に紐付く。売上げも、仕入れも、おおよその利益までもが税務署に報告されるしくみだ。企業の売上げも経費も、そして支払った給与などの雇用状況、納税記録なども税務署がデータネットワークで管理しているのである。

だからこそ、今回の新型コロナの影響で毎月のレシートから算出される売上げが、いくら減少したかの数字を企業側も政府側も正しく把握している。それをもとに給付金を算出することができるため、至って簡単に実行できるし、不正も防げる。

企業の経費も、支払先からの「統一発票」に自社の「統一編号」を打ち込んでもらう仕組みになっている。だから台湾では、企業番号のない手書きの領収書はいっさい認められない。手書きの領収書でいくらでも経費を割り増しして、利益を操作することはできないようになっているのだ。台湾では、このように制度設計によって国民が不正できないように工夫している。一方日本は、法網をくぐり、制度の抜け道を使って脱法や誤魔化しができる社会になっているのではないだろうか。

台湾の友人に「なぜ日本はこのシステムを導入しないのか」と尋ねられたことがある。著者は、「とある国会議員が入れてもいないガソリンを手書き領収書で計上する国だからだ」と答えたものだ。

今回のコロナという怪物のお陰で日本の本当の姿が見えたのではないだろうか。国が国民から充分信頼されて、国民にメリットを充分理解してもらえなければ、台湾のようなＩＤネットワーク制度は構築できない。

また、企業の売上げと利益、労働者の給与や保険記録など一括でデータ管理できなければ、ＩＤシステムを持ったところで十分に使えないだろうことは明らかだ。台湾から制度を教えてもらった方が早いのではないかとも思える。

魅力的な健康保険ＩＤシステムの構築も医療制度自体の改善も目指したいが、今の日本ではハードルが高すぎるだろう。制度の土台となる国家と国民の信頼関係が構築されているとはいいがたいからだ。

日本では、人や政権が替われば国が良くなると信じている人が多いと感じる。しかし、台湾の近年の進化を見ていると、制度に不備欠点があれば誰がトップになろうが根本問題は変わらないと思い知らされる。今回のコロナ対応で日本政府・行政が機能しなかった事実を正面から受け止めて、日本に必要な「しくみ」や「制度」について考え直してみてはどうだろうか。

第4章　中国もWHOも信用しない

中国の掲示板で情報をキャッチ

台湾がここまで見事に新型コロナウイルスの台湾への流入を防ぎ、国内での感染拡大を防ぐことができたのは、ひとえに「WHOと中国を妄信していなかった」からだ。中国への配慮を最優先にして感染症について楽観的な情報を発信し続けてきたWHOの姿勢を疑い、新型コロナウイルス感染症を決して軽視しなかった台湾政府の姿勢が奏功したのである。この点で、WHOに任せきりで独自の情報収集を怠り、中国の情報を鵜呑みにし、もっと言えば習近平国賓来日や東京オリンピックへの影響に気を取られ、明確な対応を打ち出せず国内に感染を蔓延させてしまった日本とは3月以降、明らかに結果で差がついた。

なぜ、台湾はWHOの指針を鵜呑みにしなかったのか。それは、台湾自身がWHOから排除されているからであり、その排除に中国の力が及んでいること、そしてWHOと中国の蜜月関係にも疑いの目を向けているからだろう。だからこそ、初動から迅速かつ効果的な施策を打ち出すことができたのだと言える。

初動の台湾の対応を見れば、折に触れてＷＨＯや中国に対して警鐘を鳴らしていることが分かる。

〈２０１９年12月31日〉

２０１９年12月31日、中国湖北省の武漢市衛生健康委員会は「原因不明の肺炎が27例、内重症７例が確認された」との発表を行った。この情報は世界保健機関（ＷＨＯ）の国際保健規則（ＩＨＲ）事務局に届けられ、ＩＨＲ事務局から世界に「中国で原因不明の肺炎が発生した」と報告された。これが今回のパンデミックに関する公的な第一報になる。

中国武漢市で「ＳＡＲＳに疑似している原因不明の肺炎が発生した」という情報を、12月31日の午前中に得た台湾衛生福利部（厚生省に相当）疾病管制署（ＣＤＣ）は、何らかの感染症が中国で発生したという公的な発表を受けて、対策を講じている。

台湾ＣＤＣは即刻、入国検疫の体制強化、体温チェックなどによる発熱者の発見の強化、武漢からの直行便への搭乗検疫を実施すると発表した。また、武漢で原因不明の肺炎が発生したことを公表。帰国後10日以内に発熱や急性呼吸器症状（咳や呼吸困難）など症状が出た場合は、地域の衛生所（保健所）や防疫ホットライン「１９２２」に通報するように告知している。

中国では11月から12月にかけて、武漢でSARSに似た原因不明の肺炎が流行っているという噂は流れていた。実際、12月30日には、武漢の李文亮医師（2020年2月7日に感染症で死亡）ら数名の医師が、自身のSNSの投稿で新種のウイルス性肺炎のアウトブレイク（大流行）を警告していた。中国には、数十万人の台湾人が暮らしており、中には台湾人の医療従事者もいるため、台湾には自然に情報が入る。

その台湾当局が武漢での異状を察知できた直接のきっかけは、当時、台湾CDC報道官の羅一鈞《らいっきん》が偶然目にしたSNSの掲示板だった。

12月31日午前3時頃、感染症専門医のグループが閲覧するネット掲示板に中国・武漢でSARSに似た感染症が発生している可能性を指摘する投稿があった。投稿には、武漢の医師、李文亮氏が「現地の市場で関係者7人の感染が確認された」と告発する内容に加え、検査報告や胸部CT検査の画像が添付されていた。

羅一鈞報道官はネット上でさらに情報を収集した結果、掲示板に投稿された検査報告には一定の信憑性があると認識した。また、他の武漢の医療従事者らの会話の内容や書き込みから、武漢では院内感染がすでに発生しており、「ヒトからヒトへの感染」の懸念から

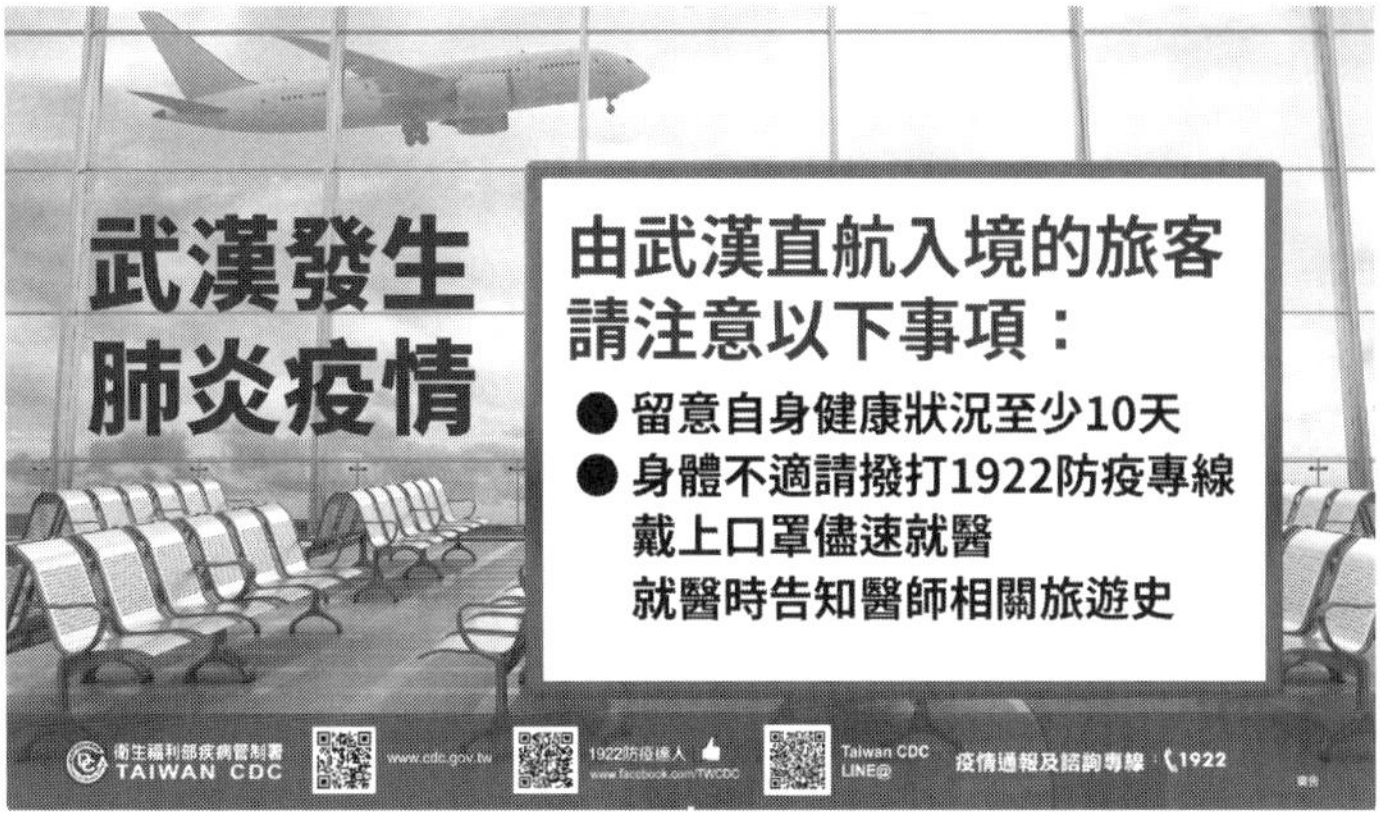
武漢發生
肺炎疫情
由武漢直航入境的旅客
請注意以下事項：
● 留意自身健康狀況至少10天
● 身體不適請撥打1922防疫專線
戴上口罩儘速就醫
就醫時告知醫師相關旅遊史
衛生福利部疾病管制署
TAIWAN CDC
www.cdc.gov.tw
1922防疫達人
www.facebook.com/TWCDC
Taiwan CDC
LINE@
疫情通報及諮詢專線：1922

12月31日、武漢で原因不明の肺炎が発生していることを台湾CDCがフェイスブック上に公表（台湾CDCのHPより）

患者を隔離していると認識するに至ったのである。

そして12月31日の時点で、「新型と見られる肺炎はヒトからヒトへ感染する可能性がある」ことを、羅一鈞報道官は台湾CDCの防疫グループに報告。その内容は同日に台湾からWHOにも報告された。

後に衛生福利部は、「武漢の李文亮医師などの情報がなければ、台湾も対応が遅れていたかもしれない」と故・李文亮医師らの勇気ある情報発信に謝辞を述べている。

1月2日に会議

〈1月2日から7日〉

年が明けた2020年1月2日、台湾衛生福利部は専門家などを集めた、伝染病予防治療諮問会を開き、そこで武漢の原因不明の肺炎についても対策が討論された。医師の診察時のN95マスク装着の徹底や空港など入国検疫の再強化、帰国後10日間の経過観察や旅行経歴の告知の徹底などについて話し合われ、これも即日各方面に通達され実行に移された。その後、台湾CDCは逐次会議を行い、ほぼ毎日、関連の情報発信を行っている。

1月5日には、「中国原因不明肺炎　疫病情報専門家諮問会議（専門家会議）」が衛生福利部の陳時中《ちんじちゅう》部長（大臣に相当）の召集で行われ、経過観察を10日から14日に延長することなどが話し合われた。ちなみに、日本で「新型コロナウイルス感染症対策専門家会議」第一回会合が開かれたのは一カ月以上後の2月16日である。

さらに5日、台湾CDCは空港の検疫や医療機関に届け出を義務付ける対象範囲を拡大すると発表した。

12月31日から1月4日までは、武漢訪問歴を持つ人で発熱や上気道感染症があっても、肺炎の症状が見られない場合は、検査・監視対象外だった。しかし、5日からは、14日以内に武漢訪問歴を持ち、かつ発熱や上気道感染症が見られた場合、肺炎の有無にかかわらず、直ちに検体検査の実施が必要になるとしたのである。軽症患者も監視対象とし、防疫体制の抜け穴を塞ぐのが目的だった。

翌6日には、台湾行政院（内閣に相当）が中国での正確な情報を把握するための調査体制強化を指示。これを受けて衛生福利部は6日、中国当局に対し、専門家を武漢に派遣したい旨、書面で送付した。2名の調査官を武漢入りさせるためである。

7日には武漢地区からの渡航危険レベルを早々とレベル1「Watch（注意）」に上げている。中国の衛生当局の発表によると、5日午前8時時点で武漢の肺炎発症者は59名、このうち7名は重症で、死亡例は報告されていないとしている。だが台湾CDCは「感染者はさらに拡大していく」ことを、初動から1週間以内で予想し、事態に備えていたことになる。これが当時いかに早い対応だったか、日本の例と比べると一目瞭然だ。

WHOの「致命的誤報」を信じなかった台湾

日本では12月31日午後、共同通信社が武漢で原因不明の肺炎患者が27名存在していることを北京から報じた。そして年が明けた1月6日、厚労省検疫所（FORTH）がHPで「原因不明の肺炎―中国」との情報を掲載。厚労省本省が「中華人民共和国湖北省武漢市における原因不明肺炎の発生について」をＨＰに掲載したのも、同じく1月6日だ。

1月17日には在中国日本国大使館が「武漢市衛生健康委員会からの発表」と題する新型コロナ感染症の感染状況を報告、同日、外務省も武漢への渡航者に警戒を促す「感染症スポット情報」を出したようだが、その内容はすでに削除済みで確認できない。

こう見ると日本政府も比較的早期の段階で感染症への注意を促しているように思えるが、台湾と大きく違うのは、やはり「ヒト・ヒト感染」の可能性をどう見たかである。日本で公開された情報にはこの時点で「ヒトからヒトへの伝播の重大な証拠は認められていない」というＷＨＯの見解が加えられていた。さらには「中国への渡航や貿易に対していかなる制限も行わないように勧告します」というＷＨＯからのアドバイスまで付記されていた。感染が世界に拡がった今となっては、文字通り致命的な判断ミスであったと言わざるを得ない。

調査官が武漢入り

〈1月8日から16日〉

1月8日、台湾はすべての国際線と中国の廈門《アモイ》、泉州、福州などとの船舶往来についても警戒レベルを上げると決定。水際対策の強化、防疫監視の徹底を図った。

国民に対しては感染症への注意喚起とあわせ、情報公開も徹底されていた。

この日、台湾CDCは、2019年12月31日から1月8日までの感染状況を開示。武漢地区からの帰国便数が13便、帰国者1193名、そのうち感染の疑いのある人や症状がある人はゼロと発表。感染症に対する管理体制が整っていることを積極的に国民に開示し、その後も、国内の検査状況と中国武漢市やその他の都市での感染症情報を毎日発信した。

1月12日、武漢市で新型コロナウイルスによる肺炎患者が増え続けているのを受け、台湾CDCは、6日に中国側に要請していた専門家2人の武漢への派遣を実施。中国側の案内のもと、13日から現地調査を開始した。

13日までに、台湾では武漢に渡航歴のある発熱・肺炎症例が4名確認されていたがいずれも陰性で、新型コロナウイルスの感染が確定した患者は出ていない。中国当局の発表によれば、中国では12日時点で41名が発症し、うち7名が重症、1名が死亡していたが、台湾での感染者がまだ出ていない状況で、早くも中国の現地調査に乗り出していることは特筆すべきだろう。

1月14日、タイで武漢在住の中国人女性が陽性により隔離されたことを、台湾衛生福利部が確認。タイからの入国者や帰国者への特別検疫体制について検討するが、この時点では見送られた。

1月15日、台湾は独自に大きな決断を行っている。WHOはこの時点でもなお「ヒトからヒトへの感染は確認できていない」とコメントしていたが、台湾政府はこのウイルスを「厳重特殊伝染性肺炎　第5類法定伝染病」に指定。これにより、台湾政府及び台湾CDCが新型コロナを法定感染症とし、さらに厳格な対応を推し進めていくことになった。

ちなみに日本政府が、新型コロナウイルスを感染症法上の指定感染症に指定し、政令施行したのは、その約2週間後の2月1日だ。

1月16日、台湾CDCは中国湖北省武漢市の感染症危険レベルを、2番目に高い「Alert（警示）」に引き上げた。これによって、中国への渡航者に対し、現地での感染症への警戒を強く喚起し、市場や病院など人の多い場所への出入りや、野生動物、家畜・家禽との接触を避けるよう強く呼び掛けている。

さらに12日深夜に現地到着、調査を終えて15日に帰国した武漢市に派遣された台湾の専門家2人がこの日、台北市内で記者会見を開き、次のような報告を行っている。

「武漢市内で確認した肺炎患者41名のうち、7割が海鮮市場と関連性があった。中国当局の専門家によると、そのうち1例は海鮮市場勤務の夫が発症、体が不自由で海鮮市場には行っていない妻も5日後には発症していることを確認した。これは感染者である夫から妻へという『ヒトからヒトへの感染』を確認したと捉えるべきで、限定的な範囲でヒトからヒトへ感染する可能性は排除できない」

一方、日本では16日、初の感染者（1例目）が確認されたことが報じられた。1月6日に武漢から帰国した神奈川県在住の中国人男性が10日に発病、15日に陽性と確定されたのである。

だが、国内初の感染者が確認されたにもかかわらず、厚労省のＨＰには「ＷＨＯなどのリスク評価では、持続的なヒトからヒトへの感染の明らかな証拠はない」と記されていた。テレビなどのメディアでも、厚労省・医療関係者のコメントとして、「ヒトからヒトへの感染リスクは比較的低い」と報道されていた。この1月の初動時期の認識の甘さ、感染症への警戒感の違いが日本と台湾で大きく違っていた事を忘れてはならない。新型ウイルスとは未知の感染症であり、薄氷を履むが如し万全の防御態勢と認識で挑むのが鉄則であったのだ。

「中央感染症指揮センター」設置で一元化

〈1月18日から20日〉

1月18日、中国武漢市で、新型コロナウイルスによる肺炎患者が新たに増加していることを受け、台湾CDCの荘人祥《そうじんしょう》副署長は会見で警鐘を鳴らした。

「ヒトからヒトに感染する可能性を排除できない。中国の感染防止対策は、完全ではない可能性がある。こちら側で充分に警戒心を持つ必要がある」

1月20日、タイ、日本、韓国などで新型コロナウイルスに感染した患者が発生したことを受けて、台湾政府は正式に「厳重特殊伝染性肺炎　中央感染症指揮センター」（対策レベルは三級体制）を立ち上げた。指揮官には、この時点では関連官庁の実務官が任命された。このセンターの設置によって、台湾では全省庁と地方政府の横断的な連携で伝染病対策に取り組む体制が整った。

以降、中央感染症指揮センターは、情報開示、情報の一元化、感染症対策のガイドラインの策定実施などで大きな役割を果たすことになる。

「中央感染症指揮センター」設置のニュースは、衛生福利部だけではなく、政府が全面的に新型コロナウイルス対応に乗り出したことを国民に知らしめることとなった。また、政府は「有政府、請安心（政府があるので、安心して下さい）」とのメッセージを感染症対策のスローガンとして使い始めた。この「有政府、請安心」は政府と国民をつなぐ言葉として効果を発揮することになる。

さらに同日、水際での対策を強化する方針で、過去14日以内に中国への渡航歴があり、肺炎の症状が見られる訪台旅行者は、国籍を問わず、すぐに隔離措置とすることを決めた。徹底した水際対策である。台湾では旧正月（2020年は1月25日）の春節の大型連休（23日〜29日）に合わせて、中国に居住する台湾人の帰省が始まっていたため、より警戒を強めていた。

一方、16日に初めての感染者が確認された日本は、1月30日に初めて「新型コロナウイ

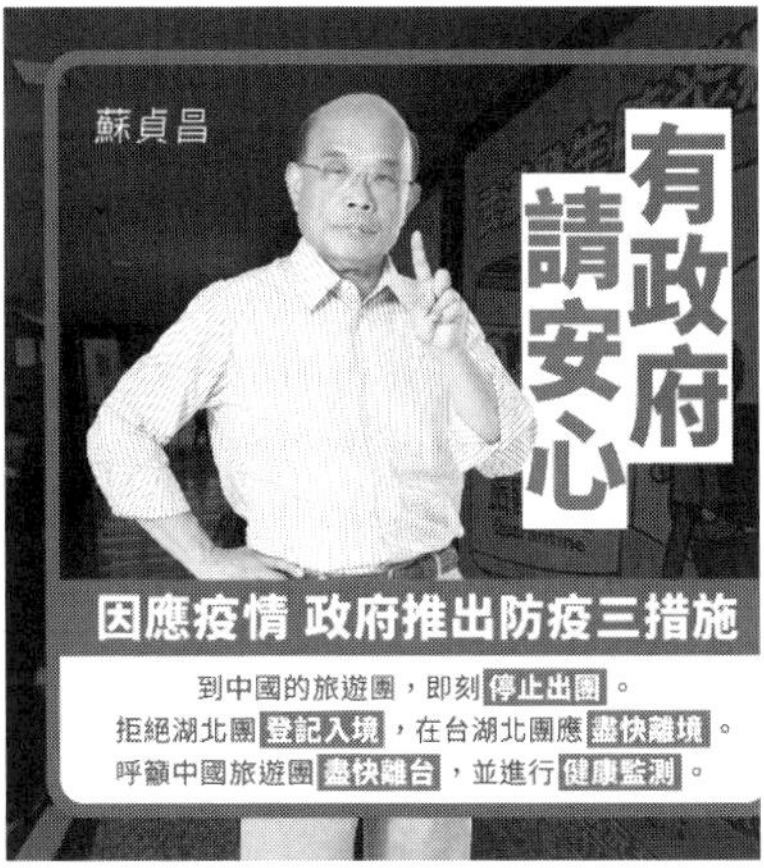

蘇貞昌
有政府
請安心
因應疫情 政府推出防疫三措施
到中國的旅遊團，即刻停止出團。
拒絕湖北團登記入境，在台湖北團應盡快離境。
呼籲中國旅遊團盡快離台，並進行健康監測。

「有政府　請安心」蘇貞昌行政院長のフェイスブックより

ルス感染症対策本部」を持ち回り閣議で立ち上げている。首相官邸HPによれば、同日、初会議は12時00分から12時10分まで10分間、開かれたと記録されている。10分間の会議でいったい何が話し合われたのだろうか。

中国への渡航歴に告知義務

〈1月21日〉

1月21日、台湾で初めて新型コロナウイルスによる肺炎患者が確認された。前日に発足した中央感染症指揮センターが発表した内容は次のようなものである。

「確認された患者は南部に住む50代の台湾人女性。武漢で働いており、20日に武漢から帰国した際に発熱や咳などの症状があったため、自主的に空港の検疫官に申し出た。女性はすぐに病院に搬送され、隔離治療を受け、その後、陽性と判定された」

機内でその女性と接触があったと見られる46名も追跡調査が行われ、陰性を確認して落着している。

台湾CDCは同日付で、武漢市の感染症危険レベルを3段階で最も高い「Warning（警告）」

に引き上げた。これによって台湾人の武漢市への不要不急の渡航は控えるよう呼び掛けている。日本の外務省が中国への渡航に注意を促す「感染症危険情報」を、四段階あるうち最も危険度の低いレベル1しか出していない状況下での決定である。

また、さらなる水際対策の強化が実施され、感染が疑われる症状が確認された場合、入国後すぐに隔離することになった。また中国への渡航歴や中国渡航歴がある人との接触があった場合は、診察時に必ず医師に渡航歴や接触歴を知らせることが義務づけられた。これは、「伝染病防治法」第31条に規定されている告知義務で、違反すれば「伝染病防治法」第69条に基づき罰金1万～15万台湾元（約3・6万～54万円）が科されることになる、とも通達されている。

「ここが感染防疫の最前線になる」

〈1月22日〉

春節の大型連休直前の1月22日、台湾CDCによれば当日時点で、感染者1名、隔離の上、検査を受けているのが54名と感染がじわじわと拡大しつつある中で、蔡英文総統は総統府で国家安全会議ハイレベル会合を開催した。国家の最高レベルの会議で新型コロナウイルスへの対策が検討されたことになる。

会議には陳建仁《ちんけんじん》副総統、蘇貞昌行政院長、陳菊《ちんきく》総統府秘書長（総統府最高長官）の他、国家安全会議議長、国防部長（防衛大臣）、外交部長（外務大臣）、衛生福利部長、大陸委員会（中国大陸に関する業務全般を担当）主任など、関係閣僚、国家安全機関の主要メンバー、そして台湾ＣＤＣの周志浩署長などが召集され、防疫対策について話し合われた。

総統府の発表によると、会議では主に「感染症の監視と管理」「感染症状況の把握と情報収集」「国民への情報提供とデマ情報の取締り」「臨機応変な24時間対応」という四つの事が話し合われた。

会議後の蔡英文の談話では、ＷＨＯとの関係についても触れられている。

「台湾は世界の一部です。２３００万人の台湾人民は地球上に存在しています。皆、同じように健康を害する脅威に立ち向かわなければなりません。また、ここが感染防疫の最前線になるかもしれません。私は再度訴えます。ＷＨＯは、政治的要因で台湾を排除すべきではありません。台湾は世界の第一防疫ラインです。ＷＨＯは台湾を受け入れるべきです」

蔡英文総統によるＷＨＯへの訴えは、同時期に行われたＷＨＯ緊急委員会に台湾が招待されなかったこと、また台湾が２０１９年12月31日時点で報告していた「ヒト・ヒト感染」への警告を無視したことに対する抗議の意味合いもあったのだろう。演説には、台湾がＷＨＯの緊急会議に招待され、「ヒトからヒトへの感染リスクの存在」が台湾から世界に伝わっていれば、と考える蔡英文総統の悔しさもあったのかもしれない。

武漢からの航空便は全便キャンセル

〈1月23日から25日〉

1月23日、武漢市が封鎖された。

この日、台湾政府は中央感染症指揮センターの新型コロナウイルスの感染防止対策レベルを一段階引き上げることを決定し、三級から二級にした。水際対策を厳格化し、中国や香港、マカオからの旅行者への検疫措置を強化することを決めた。

同時に、センター指揮官に陳時中衛生福利部長（厚生大臣に相当）が就任した。陳時中指揮官は記者会見でこう述べた。

「中央感染症指揮センターのレベル引き上げは台湾での感染状況が深刻化したためではな

く、中国及び世界への感染が拡大する可能性が大きいからである」
陳時中指揮官は、「この判断は台湾国内の感染状況の悪化を防ぐための事前の対応である」と強調したのである。

同23日の陳時中指揮官や台湾CDCの発表によれば、この時の台湾の対策は、「中国及び香港、マカオからの渡航者は全員14日以内の武漢への渡航歴や症状の有無を確認」「武漢への渡航歴がなく症状もない中国方面からの帰国者及び旅行者には、その旨を宣誓する『健康声明書』への記入を求める」「署名を拒否したものや虚偽の記載をした場合には、『伝染病防治法』第58条及び第69条で最高で15万台湾元（約54万円）の罰金を科す」「症状はないが武漢への渡航歴がある旅行者に対しては訪台期間中、健康状態を電話や対面で毎日確認し、14日間追跡調査する」「現居住地または旧居住地が武漢の旅行者は一律で入境を拒否する」という徹底したものだった。

この時点では過剰とも言えるほどの対応だが、今となっては市中感染を起こさないための追跡調査として必要な処置であったことがわかる。日本では厚労省HPで「空港で帰国・入国者に対する自己申告の呼びかけ」「帰国者へのサーモグラフィによる検温」を呼び掛けていたように、感染の疑いのある人の隔離についてはあくまでも自己申告に頼っていたのと比べると、警戒の度合いは段違いだ。

さらに同日、中央感染症指揮センターは、武漢から台湾への公共交通機関乗り入れの全面停止を宣言した。これにより、武漢からの飛行機は全便キャンセルとなり、武漢にいる台湾人は直行便では自国へ帰れなくなったが、あえて国民全員の安全のためにそれを選んだのだ。

また、武漢からの直行便以外でも、湖北省武漢市居住者の台湾帰国便への搭乗禁止（迂回入国の禁止）、台湾の空港港湾での厳格な「健康声明書」のチェックとパスポートチェックが行われている。これは検疫を統括する衛生福利部と入管を管轄する内政部移民署が連携をとって行っており、蔡英文総統が指示したとおり、各省庁間の連携が機能していたことになる。以降、台湾では空港での水際対策が功を奏し、帰国時点で輸入感染者の国内流入を抑え、国内感染を12％前後に抑える事に成功する。

中国からの渡航制限開始

同1月23日、台湾は参加を認められない中、WHOは緊急委員会を開催した。ついに緊急事態宣言が発表されるものと全世界が注目していたが、驚くべきことにＷＨＯは中国武漢市における新型コロナウイルス関連肺炎の発生状況が「国際的に懸念される公衆衛生上の緊急事態（PHEIC: Public Health Emergency of International Concern）」には該当しないと発表したのである。

武漢肺炎に対するＷＨＯと台湾政府の見解はまったく正反対であったが、今となっては誰の目にもどちらが正しかったかわかる。ＷＨＯが緊急事態宣言を見送った後の1月25日、台湾は独自の判断で、中国湖北省からの渡航警戒レベルを第三級（最高級）の「Warning（警告）」に、中国全土を第二級（中級）の「Alert（警示）」に上げた。そして中国人旅行客の台湾への訪問中止を勧告、台湾にすでにいる中国人旅行客の1月末までの帰国を促すとも発表した。

さらに、感染症関連情報及び防疫政策の発表は中央感染症指揮センターに統一することが確認され、国民及びマスコミなどが、ソース不明な情報を発信することを禁じた。

経済的打撃が予想される中での決断

〈1月26日から31日〉

1月26日、台湾はすべての中国国籍者の訪台制限をさらに強化した。台湾は陸続きの香港やマカオの次に中国との人の往来が多く、経済的にも大きな打撃が予想される中での決断である。中央感染症指揮センター設置から7日目、台湾で感染者が発生して6日目、しかもまだ感染者が3名しかいない段階での迅速な決定には驚愕するばかりだ。

1月27日、台湾政府は都市封鎖が起きた武漢からの台湾人帰国保護を中国側に要請。この件については次章で詳述する。

1月28日、台湾の中央感染症指揮センターは午後の記者会見で、6人目と7人目の感染者を確認したと発表した。感染が確認されたのは、武漢が事実上の封鎖となる前日の22日、旅行客として台湾入りした武漢市在住70代の中国籍女性2名。共に行動していたもう1人の武漢市民も隔離の上、検査を受けていると発表された。

同日の会見で台湾CDCの荘人祥副署長は2名について、武漢ですでに感染していた可能性が高いとの見方を示した。

また中央感染症指揮センターは、感染症危険レベルで3段階のうち最も高い「Warning（警告）」の対象とする地域を香港・マカオを除く中国本土全域に拡大すると発表。不要不急の渡航はしないよう求めた。一例でも疑わしい案件が発生したらすぐに封鎖していく、感染症対策のお手本のような対応だ。

一方、この間の日本における感染者は、台湾とほぼ同じような状況だった。日本では1月16日に国内初の感染者が出た後、24日、25日、26日、28日と感染者が見つかったが、いずれも武漢からの観光客だった。そして1月28日には、国内6例目として奈良県のバスの運転手が陽性と判定され、テレビでも大いに報道された。

武漢からのツアー客を乗せたバスを運転していて感染したということは、「ヒトからヒトへの感染」が充分に疑われてもよいはずだった。にもかかわらず、厚労省はことここに至っても「現状からは、中国国内では人から人への感染は認められるものの、我が国では人から人への持続的感染は認められていません」と発表していた。

日本がWHOと中国の報告を鵜呑みにせず、この時点で「ヒトからヒトへの感染」の危険性を認め、台湾と足並みを揃えて水際対策と越境検疫（入境検疫）を強化していたら、その後の日本の状況は全く違うものになっていただろう。WHOをはじめ、国際社会が台湾の警告に目を向けることができていれば、英米伊を筆頭とする甚大な被害も生じなかったかもしれない。

1月30日、WHOは緊急会議を開き、23日に見送っていた「国際的に懸念される公衆衛生上の緊急事態」を宣言する。この時点での中国での感染者は7711名、死者170名にのぼり、感染は日本を含め17カ国に拡がっていた。WHOの宣言は遅すぎた一方で、皮肉にも2019年12月31日からのひと月の台湾の「初動」が際立つことにもなった。

中国人の入国禁止

国際的に見ても各国の先を行っていた台湾の感染症対策は、「初動」の時期を経た後も徹底されていく。

〈2月1日から2月22日〉

2月1日、中央感染症指揮センターは湖北省を一級感染流行区、広東省を二級感染流行区に指定、2月2日から広東省の住民の台湾への入国を拒否することを決めた。また、広東省及び金門などから帰国した台湾人の14日の自宅隔離も実施。

2月2日、中央感染症指揮センターは浙江省温州市を二級感染流行区に指定、2月3日からの温州市民の台湾入国を禁止。

2月4日、外交部は2月7日から過去14日以内に中国への訪問履歴がある外国人の台湾への入国を禁止すると発表。同時に過去14日以内に中国に寄港した船の台湾への寄港も禁止すると発表した。この決定で、日本人でも過去14日以内に中国への渡航歴がある場合は、台湾に入国ができなくなった。

飛行機のチェックインカウンターでは、空港職員からパスポートチェックを受け、中国渡航歴が確認されることになった。もし、渡航歴が発見されればチェックインは拒否。当然搭乗もできない。

著者も2月中旬に羽田から台湾松山空港着の飛行機に乗る際、カウンターで口頭確認とパスポートチェックを受けて搭乗した。台湾政府、中央感染症指揮センターと民間航空会社の連携がよく取れていることを実感した。台湾松山空港でも、「健康声明書」のチェック、サーモグラフィーによる体温チェックと検疫、入国カウンターでの口頭による中国渡航歴の確認とパスポート全ページのチェックを行うなど水際での対応が徹底していて感心したものだ。

2月5日、中央感染症指揮センターの陳時中指揮官は、6日から中国全土を二級感染流行区に指定すると発表。また、中国全土からの中国国籍者の入国禁止、中国、香港、マカオへの渡航歴がある台湾居住民の14日の自宅隔離を決定した。

これにより、2月6日からすべての中国人渡航者は台湾への入国ができなくなった。

「日本の対策は大丈夫なのか」

2月11日、中央感染症指揮センターは国境検疫を強化するため、中国大陸・香港・マカオからの旅客便を利用した入国者は、「入境健康声明書及び居家（在宅）検疫通知書」に記入し、台湾入国後14日以内は在宅検疫（自宅隔離）の措置となった。また、適切な診断を行うため、医師には渡航歴（Travel history）、職業（Occupation）、接触歴（Contact history）、人混み（Cluster）に行ったかどうかのTOCCを告知しなければならないとも通知した。

一方、中国大陸・香港・マカオ以外からの旅客便を利用した入国者に対し、「入境（入国）健康声明書」の記入を義務づけると発表した。台湾入国の14日以前の中国大陸・香港・マカオなど新型肺炎の流行地域への渡航歴、接触歴も記入、正確に報告しなければならない。記載内容に虚偽があった場合、または書類の記入を拒否、逃避、妨害した場合は、「伝染病防治法」第69条により、最高で15万元（約54万円）の罰金が科される。

そして、ついに日本が台湾から〝指名〟される日が来ることになる。2月14日、日本への渡航が「注意」に引き上げられたのである。

新型コロナウイルスの日本での感染拡大を受け、中央感染症指揮センターは台湾CDCが出している日本への渡航のアドバイスを「レベル1・注意」に引き上げたと発表した。「日本で感染源が不明なケースが相次ぎ、隠れた市中感染がすでに発生している可能性があるため」と説明した。渡航アドバイスは3段階に分かれ、レベル1は危険度が最も低い。衛生福利部とは別に外交部が発表している「渡航警戒情報」では4段階で最も低い「レベル1」が日本に出されていた。

2月13日時点で、日本での感染者は、国内17例とチャーター機での帰国者12例（うち無症状感染3名）の29例である（同日の台湾感染者は18例）。さらには、2月3日に横浜港に入港していた旅客船、ダイヤモンド・プリンセス号内の感染者は218名に上っていた。台湾人は、ダイヤモンド・プリンセス号や武漢チャーター便への対応などを見て、日本政府の新型コロナウイルスへの対応を疑問視しはじめていた。船や飛行機から降りた人々が、感染の可能性があるにもかかわらず、防護服も着ずに電車で帰るなどしていたからである。

感染症に対する緊張感が日本人にないことを、日本の報道から感じ取っていたのである。著者も2月中旬から下旬にかけて台湾に滞在しており、日本に対するそうした空気を肌で感じた。

台湾ではここに至るまでに、日本への渡航制限がいつ出るか、テレビ番組などで討論されており、台湾政府が日本に気を遣い、渡航制限に踏み切れないのではないかとする解説もあった。

台湾は、2月14日に日本への海外旅行感染症アドバイスを1級の「Watch（注意）」に指定、2月22日には2級の「Alart（警示）」にあげ、3月19日には最上級の3級「Warning（警告）」に引き上げて、日本への不要不急の渡航をしないよう通達、日本からの渡航も台湾国籍者もしくは居留権保有者に限ることになる。

日本が、中国人の入国を停止したのは3月上旬だ。台湾の中国人入国禁止措置は2月6日であったことを考えると、このひと月以上の差が感染症への警戒心、さらにはWHOや中国に対する警戒心の差であったと言えるだろう。

第5章　武漢からの国民救出作戦

武漢在住台湾人は中国の「人質」

海外で非常事態が起こった場合、自国民を救出するのが、国民の安全を守る国家の義務であり、役割である。

今回、日本も2020年1月23日の武漢市封鎖後に現地へチャーター機を飛ばし、邦人を帰国させた。これについてはその後の顛末を含め、課題は多々あったが、迅速な対応をしたと評価できる。

一方、台湾の武漢からの自国民救出には、日本とは異なる困難が立ちはだかった。ここでも障害になったのは中国である。

中国は台湾を「中国の一部分だ」と主張しているが、蔡英文台湾総統は「我々はすでに独立国家」だと、再選後の英BBCのインタビューでも答えている。端的に言えば、中国と台湾は敵対しているため、中国政府はそうやすやすと台湾国民を救出させてはくれない。事態は複雑で、台湾からすれば、武漢に自国民を人質として捕られたようなものだった。

台湾はどのように武漢から自国民を救出し、対応したのだろうか。

台湾政府は武漢が封鎖された後の1月27日、武漢の台湾人の帰国保護を中国側に要請したが、1週間にわたって回答を保留、無視された。当時、武漢地区には少なくとも400名以上の武漢居留の台湾人がいた。出張者などを含めると500名以上の台湾人がいたと考えられ、最終的には900人の帰国希望者がいることが当時、発表された。

中国への要請から3日後の1月30日、蔡英文総統は総統府で談話を発表した。「国民を迎えに行きたい」「武漢地区に滞在している台湾人が適切な援助を得られることを願い、中国側への働きかけを継続する」と訴えている。

台湾政府は、当然のことながらチャーター機を台湾から向かわせることを考えていた。医師や看護師を同行させ、チャーター機への搭乗前に帰国希望者の検査を行い、健康状態を把握。機内での防疫対策などをシミュレーションすることを考えていた。しかし中国側は〝傀儡暫定政権〟である台湾当局の申し出など聴く耳を持たず、中国が決めたルールでチャーター機を送る姿勢を崩さなかった。

結局、第1便には中国東方航空機を使い、200名前後を帰国させることでまとまった。台湾側は、現地の武漢台商協会などの名簿から、高齢者や子供、妊婦、慢性疾患の持ち主、特殊な医療保護が必要な者、短期出張者（武漢に居住していない者）などの244名のリストを提出した。

中国側の指定した中国東方航空のチャーター機は2月3日に飛ぶことが決まったが、台湾側は誰が乗ってくるかを知らされない状態で待つしかなかった。健康状態なども鑑みて武漢台商協会が選んだ最優先リストの乗客が帰ってくると信じるしかなかった。

当日、武漢離陸1時間前になってようやく、提出したリストより3名多い247名の英文の乗客名簿が台湾に届いた。しかし、もう乗客を精査する時間はなかった。

1月27日にチャーター機の依頼をしてから約1週間。247人の台湾人を乗せ、武漢を2月3日夜23時40分に出発した中国東方航空機が桃園国際空港に到着したのは、3日深夜2時頃だった。台湾側は、誰が乗っているかを正確に把握できていない状態での対応だったに違いない。

帰国者全員が防護服

チャーター機は台湾に到着すると、旅客ターミナルではなく、格納庫に誘導された。格納庫内には、救急隊や警察、検疫官及び輸送バス隊が完全防備態勢で待機。国軍の化学兵器部隊も待機していた。

まず検疫官が機内に立ち入り、状況を確認。帰国者一人ひとりに入国健康声明書が配られ記入作業が終わると、ようやく全員が飛行機を降りることを許された。帰国者全員が青い防護服を着用、靴底の消毒、体温測定、問診、検査、荷物消毒などで3時間を要した。その後、帰国者全員がチャーターバスや救急車に乗り、国内の3カ所の隔離施設に振り分けられ搬送された。チャーターバスの運転手も防護服を着て充分に安全が考慮されていた。なお、中央感染指揮センターの陳時中指揮官は、深夜にもかかわらず全行程にわたり現場で立ち会っている。

空港の検査では3名が症状ありとしてそのまま病院に運ばれ、うち1名が陽性と判断された。しかも、その1名はリストに追加された3名のうちの一人だったとも言われている。その他の乗客は隔離施設で1人1室が与えられ、到着から2日後の2月5日から随時感染検査が行われた。14日間にわたる検疫観察後、2月18日に246名（感染者1名を除く）の帰宅が許された。

彼らは帰宅後も引き続き14日間の自主健康管理（人の多い場所に出入りしない、外出時はマスク着用、体に異常が出たときはすぐ報告など）を求められた。その間は地元の衛生局が訪問して健康状況を確認した。念には念を入れた対応であり、疫病危機管理への認識が日台間で大きく違うことがわかる。

検疫所や隔離施設周辺の住民からは不安の声があがったが、中央感染症指揮センターの陳時中指揮官は、チャーター機が台湾に戻る数日前からの会見で説明を繰り返した。「検疫所や隔離施設は民家から距離が非常に離れている上に、滞在者に対しては確実な隔離を実施する」として安心するよう呼びかけ、国民の理解を求めていたのである。

中国の人質外交から見える本質

そして、リスト問題だ。実は帰国便に乗っていた247名の多くが台湾政府の提出したリストにはない人達であったという話もあった。一部報道では、台湾の居留権を持つ中国人が30名から50名程度、中国と関係の深い健康な台湾人経営者とその家族がリストに入っていたなどとも伝えられた。この問題は台湾のニュースなどで大きく取り上げられ、台湾の国民党系の仲介者がリストをすり替えたのではないかという疑惑まで浮上した。その仲介をした団体のフェイスブックは現在閉じられている。

しかし、台湾政府は「帰国者すべてが帰国に問題のない台湾人、もしくは居留権保有者である」として、プライバシーを保護し、全員平等に受け入れた。国内の分裂を避けた好判断だ。

帰国者の初期検査や隔離施設への収容が完了した4日の夜、衛生福利部長で中央感染症指揮センターの陳時中指揮官が、会見を開いた。この中央感染症指揮センターの定例会見は、陳時中衛生福利部長が中央感染症指揮センターの指揮官を兼務することになった1月23日から土日も関係なく毎日行われているものだが、この時の会見が台湾全土に感動を呼んだのは第2章でも触れた通りだ。陳時中指揮官のあの日の嗚咽と涙の裏側には、この人道的国民救援活動にまで中国が政治的に介入し、帰国すべき人が戻ってこられなかった怒りと悔しさがにじみ出ていたのかもしれない。

第1便の任務が完了し、第2便以降の話し合いが台湾と中国側でもたれていたが、これも中国に政治利用された。

第1便ではリストにない3名が搭乗し、しかもそのうちの1名が陽性患者であったことを重く受け止め、慎重な台湾は機内感染など二次感染を防ぐため医療チームを乗せて、自国の飛行機で万全の態勢で迎えに行きたいと主張した。

しかし、中国は台湾政府の提案に注文をつけ、「台湾はあくまで中国の一部であること」を誇示する姿勢を緩めない。中国は政治的な理由で台湾の提案を拒否し、使用機材は中国東方航空のものを使わせるとし、2月5日、6日の第2便、第3便の予定はキャンセルになってしまった。中国側は、台湾当局が断ってきたと主張しているが、人質外交を中国が繰り広げたと言っても過言ではない。

陳時中指揮官は2月13日午後の定例会見で言葉を詰まらせながら強い口調で抗議した。

「台湾は最善の方法で、武漢地区の台湾人の帰国を希望している。しかも、この新たなリストの121名は健康上、最も優先させるべき人々だ。武漢地区の台湾人もその家族もとても緊張している。私たちは、人道的立場で台湾人の安全な帰国を要望しているだけである。中国は、昔からのいろいろな理由、思惑で、私たちの計画や要望を拒絶するべきではない。大変遺憾である」

武漢肺炎で世界中が困難に立ち向かっているときに、領海侵犯や戦闘機での威嚇を行い、他国民の安全と引き換えに取り引きしようとする国に、人権、人道的な見地があるとは著者には思えない。結局、次の武漢からのチャーター機が台湾に戻るのは3月10日になってしまった。

第四次まで続いた台湾の緊張

その後も中国と台湾の折衝は続いていた。台湾は中国側と折り合いをつけながら、また細心の注意を払いながら、チャーター便を次々と手配し国民を帰国させた。

次に2月3日の第1便以降の台湾チャーター便の状況を挙げておく。それぞれ、14日間の施設での隔離を解除した後もさらに14日間の自宅での自主健康管理を行った。

第一次　第1便　2020年2月3日　中国東方航空機　武漢　247名帰国
うち1名陽性　246名は2月18日隔離解除、帰宅

第二次　第2便　2020年3月10日　中華航空機　武漢　169名帰国
感染者なし　3月25日隔離解除、帰宅

第二次　第3便　2020年3月11日　中国東方航空機　武漢　192名帰国
感染者なし　3月25日隔離解除、帰宅

第三次　第4便　2020年3月29日　中華航空機　上海　153名帰国

第三次　第５便
感染者なし　４月13日隔離解除、帰宅
2020年３月30日　中華航空機　上海　214名帰国
感染者なし　４月14日隔離解除、帰宅
第四次　第６便
2020年４月20日　中華航空機　上海　231人帰国
感染者なし　５月５日隔離解除、帰宅
第四次　第７便
2020年４月21日　中華航空機　上海　229人帰国
感染者なし　５月６日隔離解除、帰宅
内１名、症状あり、その後陰性確認

合計1435名が帰国、うち１名陽性。４月21日の第７便をもって中国へのチャーター機の派遣は打ち切られた。

日本のチャーター機派遣では、国や地方からの医療用マスク、サージカルマスク、防護服、防護メガネ、手袋、消毒液などの多くの物資が毎回中国に届けられ、友好ムードが醸し出された。一方で台湾は、ある意味では敵対している相手から人質を返してもらいに行くようなものである。外交交渉やチャーター機の輸送、帰国の受け入れがどれだけ緊張を強いるものだったか、想像を絶する。

帰国者に「紙おむつ」を義務付け

2月21日には、日台間でも自国民を帰国させるチャーター便が飛んだ。その顚末も紹介しておきたい。横浜に寄港したダイヤモンド・プリンセス号の台湾乗客に対する帰国対応だ。

台湾・基隆に寄港した「ダイヤモンド・プリンセス号」から、2月1日に武漢肺炎の患者が確認されたことが判明すると、中央感染症指揮センターはまず2月6日にはすべての国際クルーズ船の台湾への寄港を禁じた。そして、8日には、台北地区の住民約700万人の携帯端末に警報ショートメッセージを一斉発信し、ダイヤモンド・プリンセス号乗客約2700人が1月31日に訪問・遊覧した51カ所を地図上にマーキングして告知し注意喚起を行っている。

豪華客船ダイヤモンド・プリンセス号（以降DP号）は、2020年1月20日、横浜港を出発し、鹿児島、香港、ベトナムを経由、1月31日に台湾、2月1日に沖縄に立ち寄り、

2月3日に横浜港に入港した。この航行中、横浜から乗船した香港人の乗客が1月23日から激しい咳を認め、25日に香港で下船した。その後、その乗客が香港で1月30日に発熱し、2月1日に新型コロナウイルス陽性であることが確認された。

日本政府はDP号に対し、その乗員乗客の下船を許可せず、横浜港沖で全乗員乗客の新型コロナウイルスのPCR検査を実施。2月5日に陽性者が確認されたことから、同日午前7時から14日間、18日まで船内隔離が開始されたのである。結局、乗客2666人、乗員1045人、合計3711人のうち、712名が感染し、13名が亡くなった（厚労省HP 4月30日時点の発表より）。

この船には、台湾人の乗客も乗船していたが、そのうち5名が船内感染した。船内の検査で陰性と判定された台湾人19名は、台湾の中華航空機のチャーター便（CI7550便Boeing737-800）で21日に無事帰国したのだが、この時の対応が、日本では考えられないほど凄まじかった。

出発前、羽田空港で帰国者19名は、安全確保のため衛生福利部が用意した防護服・マスク・特製のフェイスガードの装着を求められ、さらに機内では歩き回ることが禁止された。トイレも使用禁止とし、紙おむつを提供する措置を取ったのだ。機内では、約150人分の座席に全員が等間隔に窓際に一人ひとり座らされ、その間、マスクを外すことも、会話をすることも、水を飲むことも、当然、食事の提供もなく、乗客は4時間のフライトを耐えた。

しかし、帰国した乗客らは、なんの文句も言わなかった。ある乗客は「こうして政府が無事に私達を届けてくれるだけで、ありがたい。こうしていただければ、台湾のみんなも安心だし私も安心だ。台湾政府に感謝しています」と述べた。そして全員が台湾帰国後14日の隔離監査処置を受けたのである。

台湾に帰国した乗客は、すでにDP号で陰性と判定されたにもかかわらず、これだけの厳重な対応を取ったのだ。

台湾がどれだけ海外からのウイルスの流入に敏感に対応しているかがご理解いただけるだろう。感染対策の一丁目一番地は、感染者を国内に入れない、入国した感染被疑者は完全に隔離することなのである。

一方、日本の対応である。2月19日から横浜港で始まった乗客の下船は、まったくの無防備で、額での非接触検温を経た乗客たちは、その後横浜の市営バスやタクシーに乗り込み、横浜駅などターミナル駅や空港に移動、そこからは各自公共交通機関を使って帰宅したのだ。数日後には下船したDP号乗客の感染が確認された。栃木県で女性が発熱、陽性判定を受けて感染を確認した。静岡県ではスポーツジムに行ったDP号乗客の感染が判明し、二次感染も確認されている。

この対応を見た多くの台湾人から「日本は大丈夫か」との連絡を受けた。この「大丈夫か」にはいろいろな意味が含まれていると著者は感じた。

初動での中国人流入に続いて、感染の可能性がある人を無防備に国内に放ってしまったことによる経路不明感染者の増大は、この頃から始まっていたのかもしれない。

「帰国者に紙おむつ」の対応は、未知の新型コロナウイルスへの警戒感と、国民を絶対に守るという台湾政府の姿勢がにじみ出ている。国民を守る姿勢に、やりすぎはない。そう考える台湾政府の覚悟と強さを感じた。これも「戦時意識」のなせる業ではないだろうか。

第6章　WHOとの戦い、中国との戦い

台湾の再三の警告を無視したＷＨＯ

初動対策を見てもわかるように、台湾は早くも２０１９年12月31日の時点でＷＨＯに新型コロナウイルスの「ヒト・ヒト感染」の懸念を伝えていた。台湾がこのことを明らかにしたのは、台湾での新型コロナ感染が収束しつつあった２０２０年４月。台湾国内の状況がひと段落し、一方世界では被害が拡大し続けているさなかでのことだった。

ＷＨＯは当初、その事実はないとしたが、後日、台湾からの情報の存在は認めた。しかし、「台湾の電文にはヒトからヒトへの感染に言及していない」と内容の一部を否定している。台湾中央感染症指揮センターの陳時中指揮官は、「公衆衛生の専門家なら、患者が隔離治療を受けているという情報を受け取れば、ヒトからヒトへの感染の可能性に気付くはずだ」と訴えた。同時に、ＷＨＯは台湾の警戒の呼びかけを無視し放置したとして、４月11日の中央感染症指揮センターの定例記者会見でＷＨＯに送ったメールを公開した。

それに先駆けて、４月７日にはアメリカのトランプ大統領が、「ＷＨＯは非常に中国中心的」と非難した。またアメリカ国務省も、次のように厳しくＷＨＯを非難している。

「WHOが2020年1月14日の声明で『人から人への感染は確認されていない』と発表したことに表れているように、台湾からの情報を公表しなかったことを（アメリカは）深く憂慮している」

「台湾の情報が世界的な公衆衛生で生かされなかったことを憂慮する」

「WHOは政治を優先している」

〝政治〟とはつまり、新型コロナウイルス感染症の発生国である中国との関係を指す。

「WHOは台湾の警戒の呼びかけを無視し放置した。それによって被害が拡大した」と訴える台湾の指摘は真っ当なものと言えるだろう。台湾がWHOの正式な加盟国となり、台湾の報告をWHOが受け止めていたら、今回のような新型コロナウイルスの爆発的感染の拡大は防げたと著者は信じている。

ことは警告が無視されただけではない。1月21日に台湾で感染者が確認されていたにもかかわらず、台湾は1月22日、23日のWHO緊急委員会に招待されなかった。台湾の〝排除〟が行われたのである。

それでも蔡英文総統は1月22日の会議でも「国際社会の一員として国内のあらゆる感染

症情報を即時ＷＨＯなど国際組織に提供し、共同で感染症予防にあたること。国際協力が必要であれば、外交部（外務省）はそれを全力でサポートして欲しい」とし、相手がどんな対応に出ようと、国際社会の一員として台湾の役割は崩さない姿勢を宣言する涙ぐましい振る舞いを見せた。

さらに1月30日には、蔡英文総統は「ＷＨＯは政治的要因で台湾を排除せず、台湾が参加できるようにしてもらいたい」と重ねて遺憾の意を示している。

ＷＨＯが、それまで再三見送っていた「緊急事態」を宣言した1月30日の時点で、台湾では8名の感染者を報告していた。しかしそれでも台湾は緊急会議へのオブザーバー参加が許されなかった。さすがにカナダやイギリス、日本など世界で台湾の参加を容認すべきとの声が拡がり、2月11、12日にスイス・ジュネーブで開催する会合に、台湾専門家のオンラインでのオブザーバー参加が認められた。

このオブザーバー参加は、蔡英文政権となった台湾にとっては初めてのこととなった。台湾は２０１７年以降、中国の圧力を背景にＷＨＯ総会にオブザーバー参加できていなかった。中国寄り、対中融和路線の馬英九政権の時の２００９年から２０１６年には、台湾もＷＨＯの年次総会にオブザーバー参加していたが、蔡英文政権が発足した２０１６年からは総会に招待されなくなったのだ。こうしたことからもわかるように、WHOと台湾の関係には、明らかに中国の影響が及んでいるのである。

蔡英文総統は、自身のフェイスブックで「われわれは引き続き実際的な参加を勝ち取っていく」とし、WHOに対し、台湾を政治的要素によって排除しないよう呼び掛けた。

「台湾がWHO加盟国であれば、国際社会に貢献できた」

WHO憲章にはこのような文言が掲げてある。
「到達しうる最高基準の健康を享有することは、人種、宗教、政治的信念又は経済的若しくは社会的条件の差別なしに万人の有する基本的権利の一である。すべての人民の健康は、平和と安全を達成する基礎であり、個人と国家の完全な協力に依存する」（邦訳は外務省提供のPDF、https://www.mofa.go.jp/mofaj/files/000026609.pdf）
ところが、台湾は差別され、排除され続けている。WHOの「新型コロナウイルス感染症（COVID-19）WHO公式情報特設ページ」の、「感染が確認されている国・領域」の中に「台湾」の文字はない。また、WHOが毎日更新している「COVID-19の世界における感染情報や重要な更新情報」いわゆる「日報（Situation report）」にも、TAIWANの文字はなく、台湾の感染状況は報告されていない。これは、歪《いびつ》以外の何ものでもない。

WHOとの関係について台湾の陳建仁副総統は2月26日、産経新聞のインタビューに対し、次のように述べている。

「加盟国であったなら、これは私たちの当然の責務で、かならず全力を尽くして努力していたと思います。残念ながらそうではなかったので、多くの困難に立ち向かっています。台湾の専門的知識については、現在、国際保健規約（International Health Regulation：IHR）のプラットフォームにデータを報告する形で行っています。感染症のデータの他に、水際対策、在宅隔離、院内治療等、感染症予防・治療に関するありとあらゆる詳細な資料をWHOに送付しましたが、掲載されたことは一度もなかったのです。加盟国として認められていないためです。そのため、私たちの感染症予防の知識、経験、そして直面しうる重圧、みなさんと議論すべき難題について、WHOと意見交換する機会が与えられなかったのです。私が言いたいのは、『もし』、台湾がWHOの一員であったなら、私たちの専門家はかならずWHOに大いに協力できたはずです。台湾の研究者は緊急会合で意見を申し上げることもできたでしょう。しかし、それはありませんでした。できなかったのです」（産経新

聞による陳建仁副総統インタビュー、台湾総統府資料より抜粋）

「ヒト・ヒト感染」を軽視したWHOの重大な過ち

台湾の警告を無視して「ヒト・ヒト感染」の可能性を小さく見積もり、一定期間とはいえ国際社会に「ヒト・ヒト感染は確認されていない」とアナウンスしていたことは、WHOの重大なミスだ。しかも当初から台湾が可能性を指摘していたとなれば、意図的にこれを無視したことにもなり、より罪は重い。

しかもWHOのミスはこれだけではない。一つは、緊急事態認定の遅れだ。

1月22、23日にWHOは新型コロナウイルス感染症に関する緊急会議を開いているが、23日に「中国国外でのヒトからヒトへの感染が確認されていない」として、「国際的な公衆衛生上の緊急事態と判断するには時期尚早」との判断を下し、緊急事態の宣言を見送った。だが当日には、武漢市の都市封鎖が実施されており、中国の発表による中国国内の感染状況は、感染者571名、死者17名に達していた。武漢市の都市封鎖が行われた時点で、WHOが緊急事態宣言を行い、春節前の中国人の国外への流出入を制限できていたら、世界的なパンデミックは防げていたかもしれない。

1月30日のＷＨＯの緊急事態宣言について、陳建仁副総統は「ＷＨＯの宣言は遅すぎた。世界に、感染症は燃え広がってしまった」と行動の遅さを批判した。ＷＨＯは２００９年の新型インフルエンザ流行時には「公衆衛生上の緊急事態」を初期の３カ国で症例が確認された段階で宣言していた。今回は23日に一度見送られ、その後20カ国、８０００人以上の感染が確認されてようやく「緊急事態を宣言」を出したが、陳建仁副総統は「なぜもっと早く出し、全世界の人々に警戒を促さなかったのか」と３月24日、台北中央社のインタビューで述べている。

ＷＨＯは３月11日に「パンデミック（世界的大流行）」との見解を示したが、この頃には感染が確認されたのは１１４カ国・地域、感染者は約12万人、死者は４０００人を超えていた。これについて陳建仁副総統は同じインタビューで「なぜ大流行と言うのがこれほど遅くなったのか」と首をかしげたと報道されている。

加盟国の義務を果たさなかった中国

ＷＨＯのもう一つの重大なミスは、ＷＨＯは加盟国に感染症発生時の早期の報告を義務付けているにもかかわらず、中国がその義務を果たさなかったことについての真相の究明と、責任の追及をしていないことだ。

ＷＨＯの「国際保健規則（ＩＨＲ）」は、感染症などによる国際的な健康危機に対応するためにＷＨＯが定めた規則だが、その「第６条　通報」の第１項にはこう書いてある。

「１　各参加国は、附録第二の決定手続に従って、自国領域内で発生した事象をアセスメントしなければならない。各参加国は、公衆衛生上の情報をアセスメントした後二十四時間以内に、決定手続に従い自国領域内で発生した国際的に懸念される公衆衛生上の緊急事態を構成するおそれのあるすべての事象及びそれら事象に対して実施される一切の保健上の措置を、ＩＨＲ国家連絡窓口を通じて、利用できる最も効率的な伝達手段により、ＷＨＯに通報しなければならない。ＷＨＯが受けた通報に国際原子力機関（ＩＡＥＡ）の権限事項が含まれる場合には、ＷＨＯは直ちにそれをＩＡＥＡに通報するものとする」

このＩＨＲの規則に基づいて武漢の報告が行われたのが２０１９年12月31日だ。だが、一説には12月８日に武漢市は原因不明のウイルス肺炎に感染した患者をはじめて確認している、とも報道されている（１月29日、ＦＮＮプライムオンライン）。アメリカなど多くの国では、中国が正確な情報の報告を怠り、情報操作や隠蔽を行ったとして、抗議の声が高まっているが、当然、これらを中国は頑なに否定している。

中国の報告はなぜ遅れたのか。発覚そのものが２０１９年の大晦日だったなどと、額面通りに受け取るわけにはいかない。国内の検証によって遅れたのか、故意に隠蔽して24時間以内に行わずにいたのかは現時点では定かではないが、中国がＷＨＯへの報告を故意に遅らせたとすれば、どういう理由が考えられるのか。

２００２年11月、中華人民共和国広東省でＳＡＲＳ（重症急性呼吸器症候群）が発生したが、中国ではその後、ＳＡＲＳに似たコロナウイルスを引き続き研究していたことはつとに知られている。

武漢ウイルス研究所のコロナウイルス研究には、当初フランスもアメリカもコロナウイルス撲滅や今後の被害を防ぐために資金を出していた。２０１４年にアメリカのオバマ政権が３７０万ドルの資金援助をしていたとも報じられている。台湾でも、これらの動きを注視していたのは間違いない。

中国の工作との戦い

ＷＨＯは通報の遅れた中国を非難しないどころか、ことあるごとに礼賛してみせた。１月28日にテドロス・アダノム事務局長が中国を訪問した際、習近平国家主席との会談で、「武漢市で新型コロナウイルスによる肺炎が発生してから、中国は史上最短の期間で病原体を突き止め、ＷＨＯおよび各国にウイルスの遺伝子配列情報をシェアした」と感謝を述べている。

テドロス事務局長は遅れに遅れた緊急事態宣言発表時の１月30日にも「ＷＨＯは（新型肺炎の）発生を制御する中国の能力を確信している」と発言。２月12日、スイス・ジュネーブで行われた専門家会合後の会見でも「中国のしたことを認めて何が悪いのか」「中国は感染の拡大を遅らせるために多くの良いことをしている」「ほとんどすべての加盟国が、中国の対応を評価している」と述べ、中国の習近平国家主席について、「知識を持っており、危機に対応するリーダーシップを発揮している」とまで言い切った。

挙げ句の果てには、台湾が結局参加を認められなかった２０２０年５月18日のＷＨＯ総会（WHA）で、世界が「中国がパンデミックの元凶だ」「中国の初動の遅れが感染を広げた」と非難している中、習近平国家主席に「中国は透明性をもって、責任ある態度で、WHOや関係国に情報を提供してきた」と反論する機会を与えている。

テドロス事務局長の中国礼賛ぶりは、台湾に対する冷酷な態度とは実に対照的だ。最も台湾を刺激したのが、4月8日のテドロス事務局長の記者会見での発言だ。それまで無視していた台湾に対して急に名指しでこう述べたのである。

「（インターネット上で）人種差別的な攻撃を3カ月以上受けており、それは台湾からだ。台湾の外交部は知っていたが、何もせず、むしろ私を批判し始めた」

テドロス氏のこの発言は台湾で怒りを呼び、台湾側は「事実無根」と反論。外交部はこの「中傷」への謝罪を強烈に要求した。蔡英文総統も9日、自身のフェイスブックに「台湾は長年国際組織から排除され、誰よりも差別と孤立の味を知っている。テドロス事務局長にはぜひ台湾に来てもらい、差別を受けながらも国際社会に貢献しようと取り組む台湾の姿を見てほしい」と書き込んでいる。

抗議されても謝罪しないテドロス氏に対して、台湾の捜査機関、法務部（法務省）調査局は10日、記者会見を開き、台湾から中傷が行われた根拠は見つからなかったと反論。

さらに調査局は、テドロス事務局長の発言後、ツイッターに「台湾人として謝罪します」「テドロスさん、ごめんなさい」などという書き込みが100件以上、テドロス氏宛に投稿されたが、それらは中国大陸からの投稿であることを報告した。台湾の法務部調査局は「台湾人を装った中国側の偽の投稿で、台湾側が攻撃を認めたように見せかける陰謀だ」と解説した。

台湾側は、中国共産党の情報操作に目を光らせており、テドロス事務局長に対する人種差別的批判も、中国による工作ではないかと考えた。中国人が台湾人を装ってテドロス事務局長に対する人種差別的コメントを送りつけ、個人攻撃を行う。それをテドロス氏が台湾による人種差別だと批判する。台湾政府が否定しても、中国のアカウントから台湾人を装った謝罪メッセージが届き、台湾による差別的な書き込みがあった、との共同幻想（思い込み）として定着していく、という狙いが見え隠れする。だから、すぐに法務部調査局が動いたのである。

このテドロス事務局長と台湾のやり取りなどを受けて、中国政府の国務院台湾事務弁公室の報道官は「（台湾与党の）民進党当局はコロナ問題を利用し、台湾独立を謀るために手段を選ばない。自らのネット部隊が思うまま差別的な言論を広げるのを許している」と逆に台湾を非難している。近年の情報戦の実態が垣間見えるような発言だ。

台湾については、3月にも「李登輝元総統が肺炎で亡くなった」「頼清徳次期副総統が肺炎でなくなった」「台湾XXで死体を焼いている」「台湾XXで感染が広がっていて、消毒の匂いが充満している」などありとあらゆるデマが中国のインターネットから世界に発信されている。3月18日には、台湾刑事警察局がこれらを正式にデマ情報であり、台湾域外からの発信で、簡体字や中国大陸特有の表現もあり、中国からの工作であると発表している。

このことを知っている台湾人は、「テドロスさんも騙されたのだろう」と冷静ではあるが、台湾政府は台湾を誹謗する発言を許さない。

5月初旬にも、台湾政府は台湾の大手企業に中国共産党からと思われるサイバー攻撃があったと発表した。台湾政府は、台湾の新型コロナウイルス封じ込めと「マスク外交」の成功に業を煮やした中国が様々な妨害や攻撃を続けていると考え、警戒を強めている。台湾は感染症との戦いと同時に、WHOからのいじめや中国のサイバー攻撃とも戦っていたのだ。

台湾はなぜWHOに加盟できないのか

なぜここまで台湾はWHOから邪険に扱われるのか。

中華民国・台湾は、WHOだけでなく国連、国連の下部組織であるUNESCO（ユネスコ・国際連合教育科学文化機関）やUNICEF（ユニセフ・国際連合児童基金）などの国際機関にも参加できていない。WTO（世界貿易機関）やAPEC（アジア太平洋経済協力会議）には参加できても、国家としてではなくあくまでも「中華台北」という〝地域〟としての参加という制約を受けている。

オリンピックなどのスポーツイベントにも「中華民国」「台湾」名での参加は許されていない。台湾が国際社会で許されている呼称は「Chinese TAIPEI（チャイニーズ・タイペイ）」。台湾代表選手が表彰台に立っても、「中華民国」「台湾」の国旗を掲げることはできないし、金メダルを獲っても国歌は流れない。一部の国の国際試合などでは、観客が台湾の国旗「青天白日満地紅旗」を使って応援することも禁止されている。

台湾の正式な国名は「中華民国」である。中華民国は本来、国際連合（連合国）の一員であり、終戦後は戦勝国として重要な位置を占めるはずだった。しかし、戦後１９４５年から始まった中国大陸での中華民国（国民党）と中国共産党との国内戦争（国共戦争）に敗れた国民党は台湾に移り、国家運営を続けることになる。国共戦争で国民党を中国大陸から排除した中国共産党は１９４９年10月１日に毛沢東主席が「中華人民共和国（以下 中国）」の建国を宣言する。

それでも戦勝国として連合国の安保理常任理事国の位置を維持していた中華民国の総統・蒋介石は、「中華の正統な政府は我々である」としていたが、中国大陸を失った台湾と中国の立場は徐々に変化する。

中国は世界に影響力を持つようになり、１９７１年10月25日、国連総会に「中華人民共和国政府の代表権回復、中華民国政府追放（後に、蒋介石代表の追放に修正され決議）」を提出。日本やアメリカ、オーストラリアなどは反対票を投じるが、賛成76票、反対35票、棄権17票で可決されてしまう。これがいわゆる「アルバニア決議」である。その決議後、中国は中華民国に変わって常任理事国の席に座ることとなり、以来、台湾は国際社会からは「主権独立国家」としては存在すら公に認められない存在になってしまった。そのため、ＷＨＯに正式に加盟できないままでいる。

これまでもＷＨＯに加盟できないことでいろいろな不利益を被ってきた台湾だが、この新型コロナウイルスをめぐる一連のＷＨＯの台湾排除の動きは、ＷＨＯの中国との癒着の問題と絡んで、今後のＷＨＯ存続の問題にまで大きな影響を及ぼしている。

２０２０年3月28日、香港のStudio IncendoがＳＮＳに投稿した映像では、女性記者がＷＨＯのシニアアドバイザーを務めるカナダの医師、ブルース・アイワールドに台湾について聞いたところ、話題を途中で変えたり、途中で回線を切るなどという卑怯な手段で、露骨な「台湾無視」を行う光景が映し出されていた。中国からの圧力だと誰もが想像する嫌がらせだ。

そんなＷＨＯに対してアメリカは拠出金を停止すると発表、5月29日にはトランプ大統領が「ＷＨＯを脱退する」とまで言い出した。日本は、２０１８年までは世界第2位のＷＨＯ分担金負担国であったが、２０１９年以降は中国に譲って、現在、世界3位の分担金負担国である。２０２０年の分担金は、2・4億万ドル（２９１億円）だ。日本は充分にＷＨＯの運営や方針に意見を言える立場にあったのではないだろうか。このような状況を生んだ責任の一端は日本にもあるはずだ。

ＷＨＯからここまで疎外されている台湾の実情を、日本人は知る必要がある。そして日本は世界機関との付き合い方、そして台湾、中国との付き合い方も大きく転換する時期が来たのではないだろうか。

独裁国家・非人道国家と戦う台湾

新型コロナウイルスとの戦いは、自由経済民主主義国家・台湾と統制経済共産主義国家・中国との体制を問う戦いであったのかもしれない。それを実感する体験を著者は台湾でしている。

著者は2月下旬、中国福州から台湾に帰国した中国人女性から話を聞くことが出来た。彼女は50代の女性で、台湾人男性と結婚をして居留権を持っている中国人だ。彼女は1月初旬に中国に里帰りし、2月6日にぎりぎりで台湾に帰国した。隔離対象となり、すでに14日の自宅検疫を済ませていた21日に話を聞いた。

彼女は中国の対応について、自慢げに述べた。

「福州でも1月下旬から都市封鎖のような状態だった。街の商店街は封鎖、営業禁止、市内で一番大きなスーパーだけ開店していて、家族でひとりだけが一日に一度だけ外に行き、買い物に行くことができた。

マンションを出るときも戻るときも、入り口で監視員が検温をする。街から違うブロックに行くことも、外から入ってくることもできない。

越境するには許可証が必要で、監視カメラやドローンで、政府の言うことを聞けない人を捕まえてくれるので安心だ。春節明け、近所に武漢から帰省した人がいることがわかり、（地方）政府の監視員が捕まえに来た。みんな自分勝手だと文句を言っていた。

中国では、『もし感染したら、家族みんな部屋で死のう』と言っている。ある教授一家が感染した息子と一緒に家族全員が感染して部屋で死んでいたことがテレビニュースになった。毎日、人民のために死んでいった美談がテレビで流されていた。いい話でしょ。今、中国人はすでに他人のために死ぬことも怖くないのよ。みんな政府の命令を守って、感染を防いでいるの」

私が封鎖で経済活動や収入減や生活は問題ないのかと聞くと、次のように答えた。

「中国人はもう裕福で半年、一年くらい封鎖されても大丈夫だ。みんなちゃんと蓄えがある。その後、政府が補填してくれる。中には、我慢できないで抗議したり、知識が足りないでマスクもしないで外を出歩いて捕まったり、警官に殴られたりする人がいる。どこの国にもバカはいる。政府の指導を受けていれば、安心で問題ないのに」

そして最後に、「都市封鎖ができない、自由にみんなが出歩いている台北の街が怖い」と言っていた。

彼女は普通の中国のおばさんで、政治的思想や偏りはない。その分、彼女の本音には重みがある。中国人民の共産党に対する信頼が垣間見えると同時に、これが共産主義、統制国家の強さと恐さなのだとも思った。

私たちが知っている中国は、非人道的、人権無視、報道の自由もない怖い国というイメージが深い。しかし今回のコロナ禍では中国の独裁、強権行使がむしろ安全に資した、と感じさせたのである。彼らはもし、日本や台湾が新型コロナウイルスで中国を上回る被害を出したら、それこそ共産主義こそ正しい道であると宣伝に利用したに違いない。改めて、まったく中国とは逆の立場にある台湾が、新型コロナの封じ込めに成功を収めてくれて有り難いと感じた瞬間である。

台湾こそ「民主主義陣営の希望の星」

4月・5月に入ると中国のコロナ禍の早期収束、早期鎮圧を褒め称える記事などが日本でも散見されたが、日本は中国のような非人道的かつ強制的な社会を是とするのか。台湾の隔離政策や防疫政策（各種禁止措置や罰金）にさえ、日本人記者が人権人道について蔡英文総統に総統府の会見後の質疑応答で問うほど、日本の「人権意識」は高い。にもかかわらず、中国の強権にあまりに鈍感なのはなぜか。しかも、少なくとも台湾はそのための法整備を作って対応している法治国家だ。中国と同じにしてはいけない。

仮に台湾が感染拡大で収拾困難な状態になっていたら、それこそ「緊急事態には、共産国家でないと国民を守れない。共産主義は正義だ」などとプロパガンダに利用されたに違いない。実際、ベトナム、ラオス、キューバなど国家として強権が発動できる共産主義国が感染を抑えている。英米をはじめとする自由経済を掲げる民主主義国家が軒並み新型コロナウイルスの犠牲になり、後述のように感染の発生源である中国がいつの間にか、感染の鎮圧や世界への貢献を標榜し世界のヒーローの座に就こうとしていたのだ。

中国共産党機関誌「人民日報」の系列紙「環球時報」は3月31日に、国内向けに「新型コロナウイルスがアメリカの世紀を終わらせた。アメリカは世界の災難の前に他国を助けられない」「世界を救うのは中国だ」と発表した。また、5月末には同じ「環球時報」の編集長が、アメリカでの死者10万人超えを「アメリカ最大の恥辱」、「これは、アメリカ政治制度の頽廃と政府の無能無策ぶりを証明している」と自身のブログで酷評し、「環球時報」でも宣伝している。

その中国の野望に一矢を報いた台湾こそ民主主義陣営の希望の星なのだといっても、言いすぎではあるまい。

中国のマスク外交は裏目に

中国では3月10日に習近平主席が武漢を訪問、3月中旬に各地で感染者ゼロが報告されはじめると、「勝利抗戦疫情（感染症との戦いに勝った）」とのムードを醸成し、4月8日には77日ぶりに武漢の都市封鎖が解除されてからは世界貢献戦略に邁進することになった。

3月中旬以降には、早くも中国政府は「新型コロナ感染症対策ハンドブック」を制作、世界の言語に翻訳し、公開配布している。このハンドブックは浙江大学医学院付属第一病院の梁廷波教授が編集長を務め、そこには教授の写真とサインまで入っている。日本語版（68ページ）も3月26日にアリババのツイッターサイトで公開されており、これは自粛・ソーシャルディスタンス下で一気に利用者が増えたミーティングアプリ「Ｚｏｏｍ」を通して閲覧することができる。

３月末からは、イタリア、イラン、ミャンマー、セネガルなどのアフリカ諸国などの友好国に医師団を派遣。その後も、台湾と「マスク外交」支援を競うように、欧米、日本、東南アジア、中東、アフリカなど合計１２０カ国にサージカルマスクを始め、医療用マスクや防護服、検査キット、人工呼吸器などを提供し、合計１７０人以上の中国人医師団も世界各地に派遣したと発表している。

一方で、中国のマスク外交は裏目裏目に出、酷評を受けることになる。相次ぐ粗悪品でクレームや返品、またその過程で利益を貪る業者なども現れて、かえって中国の印象を悪くした。イギリス、スペイン、ドイツ、チェコ、オランダ、イラン、ニュージーランド、スリランカ、ナイジェリア、ブラジルなど世界中から、「マッチポンプ」「犯人が善人を装っている」「マスクが汚い、安全基準が悪くて使えない」「防護服が着られない、ゴミが送られてきた」「検査キットの検査が必要だ」「情報に虚偽が多すぎる」などの非難の声があがっているという。

中国は自ら発生させてしまった新型コロナウイルスさえも、政治的に利用しているらしい。4月28日の『ニューズウィーク日本版』の記事によると、「中国の外交官がドイツの政府当局者に対し、新型コロナウイルスの感染拡大を巡り中国に関して好意的なコメントを発するよう要請していたことがドイツ内務省の書簡で明らかになった」（ベルリンロイター発）と報道されている。

中国のこれらのプロパガンダ活動、そして台湾潰しの動向は、今後も注視する必要があるだろう。

「脱中国」に明確に舵を切っていた台湾

中国の情報操作やプロパガンダを危惧していた蔡英文総統は4年前の２０１６年5月に総統に就任すると、真っ先にそれへの対応をはじめていた。「護台防中」（守護台湾、中国化防御）の基本政策のもと、すぐに国家安全に関する6法案の整備、立法化を進めていたのである。それが、以下の6法案である。

２０１６年11月　陸海空軍軍官士官服役条例（強化）
２０１７年12月　組織犯罪防制条例（整備）

２０１８年５月　証人保護法（整備）
２０１９年５月　刑法外患罪（整備）
２０１９年５月　国家機密保護法（強化）
２０１９年６月　国家安全法の修正（スパイ関連法の強化）

当初はこの蔡英文総統の対中国共産党の工作を想定した国家安全に関わる一連の法整備は、中国の猛烈な反感を買い、両岸関係は冷え切った。また台湾国民も蔡英文政権の脱中国の行き過ぎに不満を覚え、２０１８年の統一地方選挙で民進党は大敗したのである。

しかし、２０１９年の香港のデモ、新型コロナウイルス禍、そして「香港国家安全維持法」の強行などで蔡英文総統の対中国対策こそが国家の安全に繋がり、正しかったのだと評価される事になったのだ。

香港の国家安全維持法第38条では「香港特別区の住民でない人間も、香港以外の場所で本法律の定めた罪（国家分裂・政権転覆など）を犯した場合、本法律の適用となる」と定めている。これを受けて台湾の蘇貞昌行政院長は「恐ろしい法律だ」と批判し、台湾人の香港への渡航やトランジットに特別の注意を呼びかけている。この法律はもちろん日本人にも適用される。コロナ騒動で中国がとうとう本性を露わにしたと言ってもよいのではないか。

今後、台湾は「紅色媒体」（中国寄りメディア）や「中共のスパイ活動の取り締まり」「親中政治人物」（中国寄り政治家）などに対して厳しい措置を取り、「脱中国」を進めていくことになるだろう。中国寄りとされていた高雄市長の韓国瑜《かんこくゆ》氏は6月6日に、2018年の当選時の得票数を上回る数でリコールされている事実からもそれがわかる。台湾国民は中国に頼った経済成長では危険だと悟ったということだ。

台湾では、今回のコロナ禍を機に「台商回台投資」（台湾人の在中ビジネスの台湾回帰投資）や「根留台湾企業投資」（台湾に根を下ろす企業投資）などで、サプライチェーンの強化や域内のライフラインの確保を進めている。

中国の「百年国恥」

一方、日本は米中貿易摩擦が進んでいた2019年2月、日本経済団体連合会（経団連）の中西宏明会長（日立製作所会長）はウォール・ストリート・ジャーナル（WSJ）のインタビューで中国について、「敵に回したりしては日本は存在し得ない。米国の場合はそれはできるかもしれないけど、日本はそうはいかない」(2月4日)と発言している。

この過度な中国依存がコロナ禍でのマスク不足を招いたのではないのか。

中国には「百年国恥(中国100年の恥)」という思想がある。1840年のアヘン戦争から始まったイギリスをはじめとする西洋帝国列強の侵略、日清戦争の敗戦や「21箇条の要求」、そして南京事件などの屈辱を指す。中国はこれを晴らすために動いている。

香港奪還はイギリスへの復讐なのである。

次は日本に取られた台湾奪還と日本打倒、そして西洋打倒が彼らのゴールだ。このような背景があって中国では反日教育が進められている。中国は今、世界で最も復讐と野望に燃えている危険な国なのだ。

このコロナ禍の中、1月中旬から中国人は異常なマスク買い占めを行い、中国公船はほぼ毎日尖閣沖に侵入した。4月には中国の空母「遼寧」を中心とする部隊が沖縄本島と宮古島の間を航行し、5月には尖閣諸島周辺で中国海警局の公船が日本の漁船を追尾して、「(日本漁船による)中国の領海での違法操業だ」と述べている。

反日教育を続け、このように日本領土にも侵略する野望を持っている国が、日本の良きパートナーとなることができるだろうか。

この中国の野望に気づいて対抗しているのが今のアメリカで、それが米中貿易摩擦につながっている。アフターコロナでは「新東西冷戦」につながるかもしれない。その「新西側陣営」の急先鋒が台湾なのだ。

台湾はコロナ禍でその存在意義を見事に証明した。

世界のその新しい枠組みの中で、アメリカと台湾の連携、つまり「中国共産党の台湾統一構想」を阻止する動きはますます進んでいる。アメリカは「台湾旅行法の可決」「事実上の在台アメリカ大使館の建設」「台湾へのF16戦闘機の売却」などを具体的に実行しているのだ。また、アメリカは「台湾の世界機関への参加を推進すべきだ」というような台湾の孤立を防ぐための働きかけを行い、米国防総省は台湾を「国家」と表記した。第七艦隊は台湾海峡を通過するなどしている。

二枚舌外交は誰からも信用されない下策だろう。アフターコロナの新しい世界秩序の中で果たして日本は、どちらにつくのだろうか。

第7章

SARSの悲劇が生んだ「戦略計画」

２００３年、台湾を襲ったＳＡＲＳの悲劇

２０２０年の新型コロナウイルス対策は実に手際よく進んだ台湾政府だが、台湾はＷＨＯに加盟していないことで、実質的な不利益を被った苦い経験がある。

２００２年11月から２００３年７月にかけて、中国南部を中心に起きたＳＡＲＳ（重症急性呼吸器症候群、Severe acute respiratory syndrome）への対処である。ＳＡＲＳは、今回の武漢肺炎と同様のコロナウイルス（ＳＡＲＳ-ＣｏＶ）によって引き起こされるウイルス性の呼吸器疾患である。広東省や香港を中心に８０９６名が感染し、11カ国で７７４名が死亡した。致命率は９・６％に達する。台湾でも感染者３４６名、死者81名（台湾ＣＤＣ発表）に上り、中国、香港に次ぐ三番目の被害を出した。この背景には、今回のコロナウイルス時の問題と同様、中国からの妨害とＷＨＯの非協力的な姿勢があった。

２００２年11月16日に中国広東省から広まったＳＡＲＳが、台湾で最初に確認されたのは２００３年２月25日。中国大陸から帰国した台湾人ビジネスマンが帰国後に発症してＳ

ARSと診断された。それから4月中旬まで、中国大陸からの帰国者による輸入感染が数例確認されたが、国内感染は確認されていなかった。

当時、台湾は「死者ゼロ、域内感染ゼロ、感染移出ゼロ」という「三ゼロ」という優秀な記録を守り続けてきた。その時まで、「台湾は幸運の島だ」と浮かれていた、と著者の台湾の友人は当時を振り返る。その根拠のない自信と気の緩みが、その後の痛ましい悲劇を誘発することになる。

事の発端は、ひとりの感染経路不明の患者からだった。2003年4月9日、台北市の和平病院に発熱を訴える女性が診察を受けに来た。その女性は、中国への渡航歴もなく、濃厚接触も記憶にないとのことで、病院側はSARSの疑いを持たなかった。また同病院はSARS患者を受け入れない事を決めており、感染者対応の知識も防護服対応もなかったという。

ところがその後、香港からの渡航客との電車内での接触が感染原因だと推定されたその女性患者を発端とする院内感染が始まった。

4月16日、和平病院のランドリー係の女性が高熱で同病院に入院。当時、感染症対応の知識は低く、隔離措置、隔離入院などは考えられていなかった。そのためB棟8階の

801号室の一般病棟に入院させた。その時点では、まだその女性が「SARS患者」であるという認識も、その可能性を考慮した適切な治療も行われていなかったのだ。

4月17日、和平病院のB棟8階の看護師長・陳静秋に高熱と咳の症状が表れた。その後もB棟8階の看護師が次々に発熱と咳の症状を発症。しかし、病院側は、「SARSは発生していない」との態度を固持した。

4月20日には、奇しくも台北で初の世界会議「SARS国際討論会」が行われていた。しかし、その際にも和平病院での事案は報告されず、台湾は「死者ゼロ、域内感染ゼロ、感染移出ゼロ」という「三ゼロ」という優秀な記録を守り続けていると報告していた。台湾政府も台北市も「台湾はSARSを封じ込めている」と発表したが、後にこれは事実でなかったことが明らかになり、発表は隠蔽、故意、過失のうち、どれだったのかを疑われることになる。

馬英九台北市長が和平病院を丸ごと封鎖

4月21日、陳静秋看護師長の容態が悪化、台湾大学病院に搬送された。この時点でB棟

8階の医師、看護師の半数が発症していたにもかかわらず、病院の診察は通常通り行われていた。そのため、院内感染はすでに病院内外に拡がっていた。しかし、ここに至っても病院側は風評被害を恐れ「ＳＡＲＳは発生していない」とし、さらには隠蔽工作をはじめていた。

4月22日、7名の医師・看護師及び病院スタッフが、ＳＡＲＳが和平病院内で拡がっていることを内部告発。台北市政府は、和平病院の急患、問診などすべての業務を停止させる。疾病管制局職員が夜間、和平病院を視察、惨状を目のあたりにすることになった。

4月23日、病院内の部分隔離なども検討されたが、当時、台北市の馬英九市長（2008年から総統就任）は和平病院をまるごと隔離する封院措置を決定する。

4月24日、行政院と台北市政府は共同で14日間の和平病院の封鎖を宣言。900名以上の医師及び看護師などは和平病院に自主的に戻って隔離措置、その家族は自宅隔離、200名以上の入院患者も同時に隔離となって、外から鍵を閉められ、約1200名が院内に閉じ込められたと記録されている。また、同日昼過ぎに封鎖と決めたものの、トイレを借りに来たタクシーの運転手や両親の薬を取りに来た人まで一緒に閉じ込められてしまうほど現場は混乱を極めていたようだ。この時の映像は、戦争映画にも並ぶ衝撃と悲惨さを覚える出来事として多くの台湾人の脳裏に焼き付いているという。

4月25日、あまりにも無知、非人道的な隔離措置に、医師や看護師の抗議活動が始まる。当時の馬英九台北市長は「防疫は作戦である」とし、「医師の敵前逃亡は許さない」と発言。この馬英九の当時の決断への批判は今も続いている。

4月26日、SARS感染者とみられる患者が和平病院内で首つり自殺。事態を重く受け止めた陳水扁総統が緊急専門者会議を開き、36時間以内にSARS患者をまず院外に搬送して、院内感染のこれ以上の広がりを防ぐことを決定した。この措置で院内感染のリスクは軽減された。しかし、最初の院内感染の犠牲者となったランドリー係の女性は4月30日に、陳静秋看護師長は5月1日に死亡。5月8日に和平病院から最後の患者が搬送され、最後まで病院に残っていた医療スタッフが撤退。国防部（防衛省）の科学兵が院内すべてを徹底消毒してようやく事態は収束に向かった。

病院封鎖は「ウイルス封じ込め」か「患者見殺し」か

その間、和平病院でSARSに院内感染したのは150名。そのうち35名が死亡し、うち1名は自殺だった。台湾全体の死者数が81名であることから、実に43・2％の死者がこの病院から出たことになる。これを、封じ込めたと評価するのか見殺しにしたと酷評するかは、見解の分かれるところであろう。だが、厳しい言い方をすれば、健康な人間をSARS患者がいる病院に閉じ込めて鍵を閉める行為は、あまりに残酷だ。台湾が二度と同じ過ちを繰り返したくないと思うには充分であったはずだ。

和平病院の医院長であった呉康文は「嘘つき殺人犯」としてマスコミから一斉に非難を浴びた。その後、6月18日にこの医院長と感染科の主任が、情報隠匿と、多数をSARSに感染させ死に至らしめたとして訴えられ、8年の求刑を求められた。ただし同年8月には無罪が確定している。

台湾のSARS事件ではこの和平病院封鎖があまりにも有名だが、同じ時期の4月29日には台北の仁済病院も封鎖されている。高雄県の長庚病院、高雄医学大学付属病院、台南県医学センター、そして台湾大学病院でも院内感染が確認された。この状況に当時の衛生署疾病管制局（現在の台湾CDCの前身）関係者は「この感染拡大の波はさらに広がる可能性があるが、どこまで拡大するかわからない」と述べ、さじを投げたほどだ。

他にも5月9日、台北市に住む一人暮らしの老人が孤独死し、SARSが原因ではないかとされ、市民を恐怖に陥れた。すぐ後に同じアパートの上下階に住む2人の老婦人も感染の疑いで入院し、そのうち1人は間もなく死亡する案件も報告された。すぐに団地全体が封鎖され、住民700名余りが強制自宅隔離となった。台湾で初めてSARSのために住宅地が封鎖され、この時期、台北全体を封鎖すべきか否かという議論も持ちあがるほど、台湾はパニック状態になっていた。

2020年の新型コロナ流行時には日本でも院内感染が取りざたされ、都市封鎖（ロックダウン）が話題になったりしたが、台北は17年前の春にすでにそうした混乱を経験していたのである。

大規模な院内感染と住宅地での感染が生じたことで、WHOは台北を重度の流行地域に指定し、台北は北京、広東、山西、香港と並ぶSARSの5大感染地域のひとつとされた。結局、台湾最後のSARS患者が発生したのは2003年6月15日、終息宣言が出されたのが、世界で最も遅い7月5日となった。

「WHOは台湾を世界の孤児に」

ＳＡＲＳ当時、台湾が最も悩まされたのは絶対的な情報不足だった。それはＷＨＯ非加盟国ゆえの加盟国との情報格差、そして中国からの妨害による。

陳建仁副総統は2020年2月下旬、台湾中央社や日本の産経新聞社などとの取材や会見でＳＡＲＳが流行した２００３年当時のことを振り返っている。

陳建仁副総統は前述のとおり、国立台湾大学、ジョンズ・ホプキンズ大学で疫学を修めた専門家で、ＳＡＲＳ流行時、和平病院封鎖事件終息後の２００３年5月18日から行政院（内閣）衛生署署長に就任し、ＳＡＲＳの感染拡大を食い止め終息まで導いた人物である。当時、前任者が一連の混乱を招いたとして辞任した後に現れた、ＳＡＲＳ防疫のヒーローだ。

陳建仁副総統は、ＷＨＯの存在については「世界の感染症情報の収集や提供など世界の衛生管理や健康方面での貢献に今後も必要不可欠」とするも、２００３年のＳＡＲＳの際のＷＨＯや中国の台湾への対応がいかにひどかったかを2月26日に行われた産経新聞による単独インタビューで次のように答えている。

「２００３年に台湾でＳＡＲＳが爆発的に流行しました。ＳＡＲＳは一つの重大な挑戦であり、始めのうちは、この病気の原因が何か、どのように診断すべきか、死亡率がどれぐらいか、どのように治療すべきか、何一つとしてわかりませんでした。そのため、当時は全世界が不確定で未知の状況にあったわけです。事実に対する無知こそ、パニックの最大の原因です」（台湾総統府資料より）

WHOから情報がもらえなくていかに台湾が混乱していたのかがわかる。

さらに、中国の妨害、アメリカの支援についてこう語っている。

「私たちは香港の大学に分離したウイルス株を分けてくれるよう頼みました。その大学は同意してくれましたが、先に最終承認（final approval）を得なければならないと言いました。その大学はその最終承認が得られず、私たちはウイルス株を手に入れることができなかったのです。私たちのウイルス株は米国の疾病管理予防センター（CDC）から入手したものです。米国はどんどんと人を送って私たちを助けてくれました。私たちは米国CDCと手をつなぎ、肩を並べ、心をつないで、朝から晩まで共に行動し、SARSの感染抑制に努めました。当時、私たちにとって最大の助けとなったのは米国CDCであり、WHOではありませんでした」（同前）

感染症においてすら、陰湿な妨害を続ける中国の実情を知らなければならない。

そして、当時の悔しさを以下のように結んだ。

「私たちはＳＡＲＳの流行を抑える最初のポイントを逸していたのです。ＳＡＲＳ以降、台湾をグローバルな防疫網の外に置くべきではないと、誰もが気づきました。全世界的な防疫は一つのネットワークであり、このネットワークにはいかなる穴も許されない。台湾は一つの穴であり、台湾は国際的防疫の孤児です」（同前）

ＳＡＲＳ対応が悲惨な状況になった最大の原因は、ここにもあると言っても過言ではない。当時の恐怖と不安、中国の残忍であからさまな妨害、そしてそれに加担したＷＨＯの対応は台湾人には忘れられないだろう。陳建仁副総統はこのインタビューで、「ＷＨＯは２３００万人が暮らす台湾を孤児とし、台湾を見捨てたのです」と厳しい表現を使っている。

ＳＡＲＳの悲劇から台湾は何を学んだのか

この痛ましい事件の後、医療関係者、政治行政責任者などが多くの教訓を語っている。２００３年７月に発表された『台湾光華雑誌』（外交部が発行する月刊誌）から要点を簡単に列挙してみたいと思う。

・まずはＳＡＲＳで多大な被害を出した院内感染について。密閉空間での密接な接触による感染可能性が非常に高いので、病院こそが最も危険な場所であり、院内感染を起こせば感染者は爆発的に増えてしまう。そうした院内感染を防ぐためには、介護者、一般患者、見舞客などを病院内に立ち入らせないことが重要である。

・そのうえで、感染症防止のためには、医療資源が充実した病院を用意する必要があることも学んだ。感染者専門の病院を指定し、医療レベルが高い呼吸器官系の設備を整える。医療関係者の感染症教育や意識向上も欠かせない。感染症の疑いのある患者についてどのような扱いをするか、迅速に手順やルールを打ち出し、患者の隔離に必要な陰圧室を増やし、隔離病棟を確保して、感染症患者のいるレッドゾーンと、ウイルスが排除されているグリーンゾーンを確定することも重要だ。

・医療関係者への周知徹底も急がれた。感染症の流行の兆しがあれば、感染症専門病院のスタッフを派遣し、交替で治療に当り、隔離して休養し、もとの病院へ戻る、という形で進め、同時に最良の感染防止設備と充分な報奨金を支給する。

・また、ＳＡＲＳの際には、患者がＳＡＲＳに罹っている可能性を排除してしまったため、今後は初期の診断の精度を上げる必要がある。初診の段階で疑い例、可能性例、重症患者まで症状によって病棟を分けて治療を行うなど、感染者を早急に見つけ出して有効に隔離することは、防疫の第一歩となる。

- 患者側にもできることがある。ホットラインに電話をかけ、感染の可能性が高いとみなされれば、救急車で専門病院まで搬送。詳細なスクリーニング検査を行い感染の疑いがある患者は入院して経過観察するか、陰圧の隔離病棟で治療を受ける。治療中は外出せず、「自己隔離で他者を守る」という政策を理解させる。そして患者と接触した者は隔離する必要があることを、全国民に浸透させる。
- 政府と地方自治体と病院の足並みを揃え、病院封鎖から地域封鎖までさまざまなレベルの施策を検討する。病院の経営といったレベルから、国内の医療体制そのもののレベルまでの見直しを図る。海外からの情報の絶対的な不足を克服しつつ国内の情報共有を徹底する。流行中の感染率や死亡率で一喜一憂せず、感染終息後、感染者総数が確定してからの検証に任せることなどが課題として挙がっていた。

それらはＳＡＲＳ終息後、すぐにレポートにまとめられ、その後の体制づくりや法案づくりの参考にされたのである。

２０１１年にはできていた「戦略計画」

さらに行政院衛生署疾病管制局は２０１１年８月『因應流感大流行執行策略計畫』（第三版、英文名：Strategy Plan for Executive of Influenza pandemic Response、日本語訳：インフルエンザパンデミック対応の行政部のための戦略計画）という「戦略計画」を出版している。著者がこの計画書を入手したときには思わず手が震えた。なるほどこれがあったから、２０２０年のコロナ対応も抜かりなく実行できたのかと実感できたからだ。

この「戦略計画」では、近年Ｈ１Ｎ１（A型インフルエンザ亜型）、Ｈ５Ｎ１（鳥インフルエンザ）、Ｈ７Ｎ７（A型インフルエンザ亜型）、Ｈ９Ｎ２（鳥インフルエンザＡウイルスサブタイプ）、そして季節性インフルエンザが、変異型も含めて世界で近年頻繁に発生し、人類の健康の大きな脅威になり、そのための対策が国家の急務であると指摘している。また、防疫には国際協力が不可欠だとも述べている。

そして、ＷＨＯの世界保健規則２００５（ＩＨＲ２００５）に従い、２００９年４月に発表された「ＷＨＯのガイダンス文書」（『Pandemic Influenza Risk preparedness and response. ＷＨＯ

Guidance document』、日本語訳：パンデミックインフルエンザのリスクへの準備と対応。ＷＨＯガイダンス文書）なども参考にこの戦略計画書が作成されたとしている。

「戦略計画」の「まえがき」には、

１　国際疫病情報の持続監視と国内準備

２　海外からの流入と国内感染の抑制

３　国民の健康と国家経済のへの損害の軽減

４　流行期終息後の社会の心理的及び経済再生計画

と４つの目標が掲げてある。

感染前の準備から、感染終息後の経済復興まで考えられているのだ。この「戦略計画」はまるで「預言書」のように、今回の動きを詳しく書き出している。逆に言えば、今回の行動手順はすでに２０１１年時点である程度、策定してあったということだ。なるほど、こうした行動手順が定められていたからこそ、２０２０年のコロナウイルス対応も抜かりなく行えたのであろう。

感染症対応は細かく準備されていた

この「戦略計画」の内容を簡単に紹介する。

・行政の平時の整備、有事の対応や中央政府と地方の関係。

・防衛ラインとして、5つの防衛ラインを掲げている。

①境外ブロック、②辺境管制、③コミュニティ防疫、④医療体系の保全、⑤個人及び家庭の防護、それぞれの手順を詳しく記載

・感染監視については、日常の監視が最も重要であるとしながら、7つの監視ポイントを挙げている。

①国際感染症状況の把握、②入境旅客の健康監視、③国内のインフルエンザの動向監視、④国内の病例監視、⑤国内のウイルスの監視、⑥感染の発生調査、⑦ウイルス情報の獲得

・感染ブロックの手段も段階的に詳しく記載してある。

①衛生行為の促進（マスク、手洗い、うがい、握手などの接触行為の禁止）、②病例隔離（疑

いのあるものとの接触を家庭内でも避けるなど）、③接触者検疫、④区域検疫、⑤公衆集会などの感染コントロール、⑥公共交通機関の感染コントロール、⑦公衆集会などの停止、⑧学校閉鎖、⑨公共場所（図書館や博物館など）の閉鎖、⑩感染地の早期封じ込め、⑪避難所、保護区の設置、⑫国内旅行制限、⑬区域封鎖

・辺境管制（水際対策）について。

①旅行健康情報の提供、②国際渡航警示の発布、③渡航制限及び国境閉鎖、④入境時の体温測定、⑤入国健康状況の声明書、⑥航空船舶の病例通報、⑦機内搭乗検疫。

入境後については、⑧医学検査及び実験診断、⑨医療機構隔離、⑩在宅隔離、⑪自主健康管理、⑫機構検疫

出国については、⑬病例及び接触者の出国制限、⑭出国時の体温測定と健康状況の声明書

つまり、この文書では、国内感染を防ぐだけでなく、国内から海外に感染者を出さないことまで考えられているのだ。

その他にも、医療関係者からボランティアまでの人員動員について、薬品の備蓄とその

配置、ワクチンの備蓄や使用、そしてワクチンの研究開発、マスクや防護服の備蓄、病院から家庭に及ぶ隔離措置、リスクコミュニケーションについてなどがこと細かく記載されている。

台湾では、この「戦略計画」をベースに準備計画が策定され、毎年予算が組み込まれ、教育が行われてきたようだ。現在は計画の第3期期間中で、関連法案も2015年には承認され、17年に修正が加えられている。

そしてこの「インフルエンザパンデミック対応のための行政部の戦略計画」に基づき、各地方自治体でもそれぞれの状況にあった計画策定と実行計画が進められていた。ただし、中央感染症指揮センターが開設されると、地方の防疫指揮権も中央感染症指揮センターに集約されるため、中央は中央、地方は地方などと足並みが乱れることは台湾では決してない。

2020年のコロナウイルス流行に際して、1月29日、中央感染症指揮センターから3種類の「厳重特殊伝染性肺炎（武漢肺炎）対応ガイドライン」が発表されたが、これは、この「戦略計画」に基づき、国民向けに詳細な手引きを示したものである。詳しい内容は表1の通りだが、「公共交通機関向け」「集会イベント関係者向け」「学校・教育関係者向け」

表1　台湾の武漢肺炎ガイドライン（概要）

中央感染症指揮センターの指導及びガイドライン　共通	
	手洗いうがいの推奨 正しいマスクの着用と咳エチケット 定期的な体温測定の習慣
公共交通機関向けガイドライン	
前提	駅・待合室・車内は感染確率が高いのでクラスターにならないように最善の注意を
乗務員 従業員	手洗いうがいの徹底　勤務中のマスクの着用 検温・メディカルチェックの実施　健康管理の徹底 発熱など体調不良時は絶対に勤務させない（解熱剤なしで24時間以上発熱がないこと） 感染者や体調不良の従業員に対する柔軟な休暇規定を設けること 上記要因での人員不足へのバックアップ体制の構築
消毒体制	駅・券売所・待合室・車内の清掃場所の綿密な指示 清掃時のフェイスガード・マスク・手袋着用などの指示 駅や車内に消毒液や予備マスクを常備すること
その他	駅構内・車内などに「手洗いうがい推奨」「咳エチケット」などに関する衛生教育ポスターをできるだけ多く貼りだして市民に注意を呼びかけること
集会・イベント関係者向けガイドライン（商業施設、オフィスビルも自主的に採用）	
前提	集会・イベントなど人が集まり密集する場合は、感染リスクがあがるので主催者はその集会やイベントが開催必要不可欠か自主判断すること 相談があればいつでも衛生福利部に問い合わせることなど
入場者	マスクの着用　入場時の検温の徹底 消毒液常備　入場時必ず消毒をさせるなど消毒の徹底 トイレの衛生管理　定期消毒
事前告知	慢性疾患患者への不参加推奨の告知義務 24時間以内に発熱したものへの参加不許可の告知と払い戻し対応
スタッフ・従業員	勤務中のマスクの着用 検温・メディカルチェックの実施　健康管理の徹底 発熱など体調不良時は絶対に勤務させない（解熱剤なしで24時間以上発熱がないこと） 感染者や体調不良の従業員に対する柔軟な休暇規定を設けること
会場	消毒と換気の徹底　参加人数に合わせた充分な消毒液などの確保
その他	会場などに「手洗いうがい推奨」「咳エチケット」などに関する衛生教育ポスターをできるだけ多く貼りだして参加者に注意を呼びかけること
波及効果	このガイドラインを受けて、商業施設（ホテル・レストラン）、オフィスビルや企業の多くが自主的に集会場所と自らを認定し、独自に入場時の検温体制や消毒体制を整え実行した。1/30～

（注）学校教育関係者向けガイドラインは次章参照

の3つが発表され、各場面に応じて従業員、客、そして設備消毒などについてきめ細やかな指示がなされている。

政府がこうしたガイドラインを示すことで、「これを守れば電車に乗ることも、集会を開催することもできる」と国民に安全の基準を知らしめることになった。日本では「自粛要請」を押し切ってイベントを開き、非難を浴びた企画会社もあったが、これは政府や地方自治体があくまでも要請にとどまり、その補填も示さず、さらには「こうすれば開催可能である」という条件も示さなかったことで起きた混乱と言えるだろう。

「台湾は自粛や緊急事態にどう対応したのか」

「台湾には自粛警察的なムーブメントはなかったのか」

多くの日本人から受けた質問だが、答えは至ってシンプルだ。

「台湾は緊急事態宣言を出す状況に陥ってはいないし、息苦しい自粛もなかった。安全のしおりをいち早く国民に示したからだ。だから国民同士がギスギスして互いを監視し合うような空気も生まれなかった」

台湾国民も不要な外出を控えてはいたが、三密状態ではマスクをして、ソーシャルディスタンスをできるだけ守りながらも、まったく普通の生活を一貫して続けていた。その背景に、かゆいところに手の届く「ガイドライン」の存在があったのだ。

実行に必要な法律を16回修正

行政院（内閣）が作成したこの「戦略計画」は、担当の台湾CDCが実行していくことになるわけだが、実行する際に必要な法律も整えられた。

その基本法が「伝染病防治法」で、隔離についての規定、入国検疫での声明書などの規定、体温測定規定、感染病院の徴収規定、政府が感染時に行う法規定と罰則（例えばデマなどの嘘情報に対する罰則）などを法整備した。この法律は、1944年に制定（当時35条）され、昨年2019年には16回目の修正が重ねられ、現在77条で構成されている。特に第6章「罰則」の部分では、第61条から第71条にわたり各種罰則金、禁固刑などが細かく決められている。

また、そのための「伝染病防治法施行細則」（2016年7月修正、計17条）や「感染症流行監視及び早期警戒システム実施法」（2016年7月修正、計19条）なども整備されている。

2004年には今回の疫病対策の重要な存在である「中央感染症指揮センター実施法」

を公布、２００８年に修正が加えられている。

さらに以前からあった「行政院衛生署疾病管理局組織条例」（２０１５年廃案）に変わり、「衛生福利部疾病管制署組織法」（２０１３年６月公布、計８条）を作っている。これにより、ＳＡＲＳのときには疾病管制局（当時）に１名の兼任の感染症医師しか配置されていなかったのが、修正や新法案で20名以上の感染症専門医師が常駐する組織に改革している。さらに医務スタッフ、教育スタッフ、技術スタッフなどによって、専門業務を行える万全の準備を行った。

また、感染病防疫のための国際訓練などを日本、アメリカ、カナダ、ＥＵ、オーストラリアなどの国々とも開催し、国際交流を深める努力もしていたのである。

近年、アジア・世界では定期的に感染症が発生する状態であった。２００３年ベトナム、香港、中国広東省、台湾で発生したＳＡＲＳ、２００９年世界的に流行した新型インフルエンザ（Ｈ１Ｎ１）、２０１２年中東やヨーロッパで流行ったＭＥＲＳ、２０１３年中国上海で発生した鳥インフルエンザ（Ｈ７Ｎ９）、その他エボラ出血熱、ジカウイルス感染症など近年世界で頻繁に起こる新型の感染症に対して、いかに事前の備えが必要か、各国は痛感したことだろう。

日本の厚生労働省も何もしていなかったわけではない。２００９年の新型インフルエンザの際に、「新型インフルエンザ対策ガイドライン」（新型インフルエンザ及び鳥インフルエンザに関する関係省庁対策会議、平成21年2月17日）を作成している。その中には、水際対策、検疫、感染拡大防止、医療体制、ワクチン、リスクコミュニケーションなど非常に質の高いガイドラインができていた。しかし今回の新型コロナウイルス対応では、残念ながら初動が明らかに遅れ、すべての業務が後手後手で効果を発揮することができなかったと言わざるを得ない。その原因がどこにあったのかを徹底的に検証してもらいたいものだ。

最大の功労者、陳建仁副総統の退任

台湾の新型コロナウイルス対応では、やはり陳建仁副総統の働きが際立った。陳健仁副総統は、２００９年の新型インフルエンザ流行時には、ＳＡＲＳ後よりもさらに防疫体制の強化を図り、感染防止度を高めることができた、と語った。

「ＳＡＲＳは私たちの公衆衛生にとって大きな教訓でした。しかし、私たちは教訓の中からどのように準備をするべきか、新たな挑戦にどのように対応すべきかを学んだのです」

（前出の産経新聞単独インタビュー、総統府資料）

その言葉通り、台湾は徹底的な検証と反省を行い、国内外の専門家らの意見や提案をまとめ上げ、法整備も含めて国家として、二度と和平病院のような悲劇を繰り返さないための努力と試行錯誤を重ねてきた。そしてその経験は２０２０年の新型コロナウイルス感染症の対策に生かされることとなったのである。

陳建仁副総統がＳＡＲＳ終息後、衛生署署長として行った防疫に関する組織構造の強化や人材育成。伝染病防治法改正によって虚偽情報の拡散など違反時の罰則を規定し、防疫物資の徴収などに関する規定を設けた台湾の防疫体制の強化。これらが、台湾の新型コロナウイルス対策でことごとく大きな効果を生んだのである。

今回の陰の功労者である陳建仁副総統は、この5月20日に副総統を無事退任している。陳建仁副総統は、敬虔なクリスチャンで、普段から自分は「無用のServant」として黒子に徹する事を旨としていた人物だ。

5月18日の退任挨拶では、２３００万人の台湾国民に向けて、「私は国民に奉仕する公務員です」「私は元の中央研究所に戻ります。研究を続け、論文を発表し、本を書く時が再び来ました」と笑顔を見せた。

そして、副総統4年間の恩給約7500万円と副総統待遇の礼遇を辞退した。

蔡英文総統は「副総統は台湾史上、最も多忙で重要な仕事を成し遂げ、私を支えてくれた兄のような存在でした。陳氏に心から感謝します」とメッセージを送っている。

清廉潔白で無私無欲な政治家が台湾政府の中枢にいたことも、今回の成功の大きな要因だったかもしれない。

第8章　なぜ日台の明暗は分かれたのか

行き届いていた台湾の「休校措置」対応

台湾では、日本の動向が逐一報じられていた。そのたびに、台湾の人たちは「日本は大丈夫なのか」と気を揉んでいたことは、前に触れた通りである。

ここでは台湾の新型コロナウイルス対応を日本との違いを中心に見ていきたい。

中でもインパクトがあったのは、２０２０年2月27日の夕方、安倍総理が何の事前通告もなしに発表した小中学校の休校要請だった。休校措置は、子供の安全を守るためにはやむを得ない正しい決断だった、と著者も考える。だが、あまりにも唐突で、しかも説明不足、準備不足だった。何より、あの突然の学校休校宣言は、日本国民（子供）のための英断だったのかもしれないが、外国から見れば「日本はアンコントロール（Uncontrolled）に陥った」と感じさせるに十分な瞬間だったのである。

一方、台湾の場合はやはり行き届いた措置が行われていた。

前章で紹介した「戦略計画」に基づいて示された「ガイドライン」では、感染症発生時に学校運営を保護者と連携してどのように行うのか、子どもの安全と教育の機会をどう守るのかが詳細に定められている。

「各種学校、幼稚園、実験教育機関、予備校・塾、放課後キッズクラブ及び託児所への開校前後の厳重特殊伝染性肺炎（武漢肺炎）に対する防護意見と健康管理措置について」がそれにあたる。

台湾政府は始業式の9日前に2週間の開校延期を決めたが、各種学校や教育機関に対して、それぞれで防疫チームを組織して対応会議を開き、「どうすれば開校できるか」を考えるよう指示している。また、保護者や学校の担任に対する細かで明確な指示が出された。例えば、保護者は子供達の健康状況を把握し、発熱などの症状がある場合は学校に通知すること、咳、鼻水などの症状のある子供を外出させないようにさせ、外出時はマスクをさせること、担任はクラスの状況を把握し、学校はSNSやLINEを使って注意事項の共有を図ることなど、だ。

実際、台湾に駐在し、お子さんを学校に通わせている日本人の知人は、LINEで情報共有の連絡網ができていたと教えてくれた。そして、保護者が同じ防疫情報を共有し、LINEグループでQ&Aが展開されたため、多くの保護者は不安が軽減したのではないか、と分析してくれた。また、台湾政府の情報発信力にも感心していた。

政府は、学校側がこれらの防疫対応に時間がかかると判断し、ガイドライン発表から5日後の2月2日に開校の延期を決めた。陳時中指揮官は「中央感染症指揮センターは、（春節休み明けの）学校の始業によって、子供達が集まることが防疫観点から正しいかどうかを専門家で話し合い、開校延期を決めました。学校で集まることで、感染が万が一にも拡がらないようにするためです」と発表した。結局、2月11日に予定されていた新学期の始業を2月25日へと2週間延期したのである。

この休校措置で台湾がおもしろいのは、ＬＩＮＥを活用するように促している点だ。日本でも厚労省が情報収集・分析・発信に4月中旬からＬＩＮＥの活用を始めたが、台湾の情報活用術には遠く及ばない。

国民を守るために使えるものは何でも使うのが、台湾流なのだろう。

万全の体制で迎えられた始業式

用意周到、準備万端で、2月25日、台湾の小学校、中学校、高校などが一斉に開校した。開校前から、教職員は学校の消毒作業や受け入れ準備を行い、連日新聞やテレビなどで開校前の学校関係者の働く姿が報道されていた。

その用意周到に練られた取り組みはおおよそ次のとおりだ。

1　毎朝登校時に学校の正門で検温

額測定温度37・5度、耳測定温度38度で出席停止、即病院で医師の診察。

発熱や症状の疑いのあるものは欠席扱いにはならない。

2　教職員は、発熱や呼吸器に何らかの症状が校内で出た場合は、すぐにマスクをして、帰宅まで個室待機

3　645万枚のマスクが全教育機関に予備用として配布済み

これは全国の教職員、生徒学生数の1人1枚に相当する数。

台湾ではすでに国民全員に平等にマスク（1枚5元、約18円）が配給される仕組みができていて、マスクを持っていない生徒は原則いないが万全の対応だ。

4　アルコール消毒液8・4万トンが教育機関に配布済み

5　2・5万本の額用の非接触体温計を全学校、教育機関に配布済み

6　2月23日までに学校の完全消毒完了

7　開校中は教室の窓を開け、換気を充分に行う。密室空間を作らない

8　感染者に接触したと思われる場合は14日間自宅待機をする。隔離監察
9　学校では大型の活動は中止。入れ替え授業（複数のクラスの交流など）は中止
10　感染者が1人出た場合は学級閉鎖、2人出た場合は学校閉鎖
11　学校に医師を派遣して、感染予防指導や見回りを行う

政府が2週間をかけ、安全対策を整えての開校となった。著者も2月25日当日、近くの小学校、中学校、高校の登校風景を取材に行ったが、各学校の校門には混乱を避けるために警察も動員され、教職員や保護者が生徒の誘導を行っていた。大きな混乱はなく、ここでも政府の正しい対応が国民の安心を引き出していることを実感できた。

なお、台湾では2005年から教育のデジタル化、eラーニングの研究が進んでおり、休校中、学級閉鎖中、自宅待機中の授業は、eラーニングなどインターネットによる学習環境がすでに整っている。こうして台湾の子供達の安全と教育機会は守られたのである。

マスク着用拒否で罰金刑

3月末で、台湾での感染者は322名、死者は5名までに増えていた。4月1日、中央

感染症指揮センターは交通部（国交省）と共同で、公共交通機関の利用者にマスク着用を求めるほか、陸・海・空の交通の要所や台湾各地の郵便局で利用者の検温を実施すると決めた。台湾では4月2日から「清明節」を含む4連休がスタートするからだ。

台湾人は「清明節」に実家に戻り、墓参りを行う習慣があり、公共交通機関を利用して移動する人が増える。新型コロナウイルスの封じ込めを目指す政府にとっては大きな試練だった。

日本政府はゴールデンウィーク前に、実際に規制するのではなくミーティングアプリなどで故郷の親族と会話する「オンライン帰省」を進めたが、台湾政府は大事なこの日に移動の禁止や自粛を求めたくはない、と考えた。このため中央感染症指揮センターは駅などで、4月1日より入場者の検温を実施することを決めた。額式検温で1回目に37・5度以上を記録した場合は、2回目の額式検温でも37・5度以上であるか、耳式検温で38度以上である場合、運営側は公共交通機関の利用を拒否できる。郵便局でも利用者への同様の規定が決められた。

台湾鉄道、台湾高速鉄道、MRT、バスなどすべての乗客、入場者にマスクをすることも義務化された。守らないものは「伝染病防治法」第70条で最高15000元（約5・4万円）

の罰金、他にも「社会秩序維護法」でも罰する可能性があると注意喚起している。実際に4月5日、台北で女性がマスク不携帯で入場、職員や警官の注意を無視し、マスク着用を拒否したまま乗車したために15000元の罰金刑が執行された。

同5日は、タクシーに乗車する場合にもマスクの着用が原則義務化された。タクシーの運転手はマスクをしていない乗客の乗車拒否をすることも許可された。また、守らないものは「伝染病防治法」第70条で最高15000元の罰金が科せられることも付け加えられている。

大多数の国民は政府の施策と、政府が市民に要求する不便も受け入れた。そこには、大きな抗議や反対はなかったと著者は認識している。なぜ台湾ではそれがスムーズに行われたのか。正しい情報発信によって、国民は政府がなぜそのような措置をするのか、知っているからだ。リスクコミュニケーションが成功したのである。

これこそ、台湾市民が政府と共に作った新しい防疫生活・防疫体制ではないだろうか。

11万人に達した隔離検疫政策

台湾では、5月末の時点で約88％が輸入感染者であり、国内感染者は少数の55例にとどまった。さらに感染経路不明は10例だったが、なぜ、ここまで感染経路を特定し、市中感染を抑えることができたかには秘密がある。それが、徹底した隔離検疫健康管理制度だ。

台湾には中央感染症指揮センターが指定した3種類の管理制度が存在する。

「居家隔離（以降、自宅隔離）14日」
「居家検疫（以降、自宅検疫）14日」
「自主健康管理14日」

この3種類だ。

「自宅隔離」は感染者と接触した可能性のある人、「自宅検疫」は指定感染地域から帰国した人、「自主健康管理」は「自宅隔離」と「自宅検疫」が終わった人と準指定感染地域から帰国した人などが行う。すべて期間は14日となっている。

「自宅隔離」「自宅検疫」に指定された人は期間中の外出禁止、当然、出国も公共交通機関の使用も禁止だ。もし、違反したら厳重な罰金刑、もしくは禁固刑及び強制安置が執行される。つまり、台湾は最初から、クラスター予備軍を徹底的に封じ込めていたともいえる。

「自宅隔離」は衛生所が管轄し、毎日2度の健康チェックが義務づけられ、症状が現れたら即病院に送られる。「自宅検疫」は町内会が監督し、毎日、里長（町内会長）から電話があり、それに健康状況を報告しなければならない。症状が現れた場合、すぐに検査に回される。場合によっては、里長が食事を届けてくれるケースもあると聞く。

「自宅検疫」を経験した人から話を聞くと、毎日電話で「今日の体温は？　健康状態は問題ないですか？　今日も自宅でゆっくり休んでくださいね」と聞かれ、とても丁寧だったと話していた。台湾に自宅がない外国人がこの措置を受けた場合は、政府が用意した隔離ホテルを使用することになる。その場合、外国人の宿泊費用などは有料になる。

「自宅隔離」「自宅検疫」が無事終了すると、対象者は協力金として1日あたり1000元、14日間で1・4万元（約5万円）が支給される。これは、外国人にも支払われる。

そして、「自宅隔離」「自宅検疫」が終わっても、引き続き14日間の「自主健康管理」を求められる。「自主健康管理」は当初、危険レベル2「Alert」の国や地域からの帰国者に適用されていたが、3月からは全世界が「自宅検疫」の対象になってしまったわけだ。「自主健康管理」対象者は、強い監視対象者ではないが、外出を控え、外出時はマスクを着用するよう求められる。症状などが出れば、すぐにホットライン「1922」に電話をするか、病院に行くように指示されている。

4月9日の時点で「自宅隔離」8289人、「自宅検疫」10万4363人、合計11万2652人の人がこの措置を受けたと衛生福利部（厚生省）は発表した。実に11万人が14日間外出を控え、自宅で健康管理に努めたことになる。

検査については次章で詳しく述べるが、この11万人が最優先で検査対象とされるため、不必要に市民を検査することもない。この措置になった人との接触などがない限り、理論的には台湾国民の安全は確保されるのである。

政府が国民に提供した徹底したシステムときめ細やかなガイドライン。それを「我々のリーダーがしっかり考えてくれている」と安心感を持って受け入れた国民との協力が、台湾の成功を生んだのである。

台湾駐在日本人の成田空港体験記

「藤さん、先週金曜日に帰国しましたが、成田の検疫状況に非常に不安を覚えました」

6月26日、日本人の友人が台湾駐在から帰国した。台湾の感染症対策を経験してきた人と、日本国内の感覚の違いがよくわかるため、彼からの報告をそのまま披露したい。

「私は中華航空の朝発の便で帰国しましたが、搭乗前の検温、アルコール消毒による手洗い等は徹底していました。機内のＣＡ（客室乗務員）さん達はマスクとゴーグル、手袋、防護服を着用で万全の態勢でした。座席も決まっており、勝手に動いてはいけません。当日の乗客は20名と大変少なく、中には防護服を完全に着こんだご婦人もいらっしゃいました。機内では成田到着後の滞在先記入シートを渡されました。

成田到着後は機内で1時間半、空港内でもさらに廊下で30分ほど待ち、ＰＣＲ検査を受けました。ソーシャルディスタンスは取られていましたが、誘導者と質問をする検疫官は普通の制服にマスクとフェイスガードのみ、防護服も手袋もしておらず、防疫体制の弱さを実感しました。

ＰＣＲ検査時、医師はさすがに防護服を着用していましたが、くしゃみをした人がいても、その場をアルコール消毒するわけではないので、乗客側には感染リスクがあるなと思い、怖かったです。

その後、入国審査を終えて通関を通ると、自宅、実家、知人宅に滞在予定の人は結果を待たずに空港を出ることができます。検疫官が付き添い、監視されながら、たくさんの人が待つ待ち合わせ場所に誘導されます。水や食料も配布され、段ボール製のベッドもありました。

しかし、この場所も問題です。検査結果も出ていない海外からの帰国者で一杯だったので、感染のリスクがあり、怖かったです。

入国ゲートを抜けると空港内は通常営業していたのですが、マスクをしていない職員等がいてびっくりしました。また、今回来てもらったハイヤーの運転手も、隣に停まっていたタクシーの運転手もみなマスクをしていませんでした。日本人のあまりの危機感のなさに驚き、これではコロナに負けるなと思いました。

海外からの玄関口の成田空港ですら、このような状態です。ひどいレベルです。

そして、PCRの検査結果は3日後の週明け月曜日に電話でもらいました。検査結果が解るまでの不安と恐怖はなんとも言えません。先日、台湾南部に語学留学されていた日本人女性に成田で陽性反応が出たため、台湾国内では大問題とされ、今も話題となっています」

彼は日本に帰ってきてその危機感のなさが「怖かった」と言っているのだ。また、彼は日本に対してこう提言している。

「絶対に成田空港の防疫体制等をもっと強化すべきです。メディアも現場に行けば、どんなひどい状況かわかると思います。マスコミはこの現状を報道すべきです。

まず、PCR検査結果が陰性と解るまでは、最低でも隔離対応しなければ危険ではないでしょうか。自宅や実家に帰る人は、食事のためには外出してよいと検疫官より説明を受けましたが、信じられないと思いました。

また、台湾のように防疫タクシーを空港に設置して、移動者の管理をするべきです。まずは海外から入ってくる人間を確実に管理しないとダメだと思います。

空港が防疫の要ですので、改善しないとまずい。日本政府は入国制限を解除しようとしていますが、とんでもないと思います。今のままでは入国者が増えれば、それだけリスクが高まります」

この台湾帰りの人の声をどのように受け止めるだろうか。コロナをなめているのは、市民ではなく実は政府や厚労省なのかもしれない。これでは、国民に危機感は伝わらないだろう。こんな状態で国を開こうとしている政府には閉口するばかりである。第二波や新たな感染症にどう対応していくつもりなのだろうか。

友人はさらにこうも話してくれた。

「もし、検査結果待ちの人がコンビニなどに出かけたらどうなりますか？　私は迎えに来てくれたハイヤーの人に万が一感染させていたら、と心配していました。

また、私が万が一にも陽性判定されたら、台湾で送別会をしてくれた多くの友人が自宅隔離14日間を受けてしまう。だから今、やはり台湾での送別会はやるべきではなかったと反省しています。帰国してからというもの、成田での感染リスク、検査結果待ちと、本当に大きなプレッシャーを感じ、自分の行動を何度も反芻して夜も眠れませんでした」

これこそ台湾政府の感染症対策を経験した人の本音だと感じた。台湾では感染することよりも、感染に気づいていない自分が他人に感染させてしまうことをもっとも恐れて行動する。だから、健康であろうが無症状であろうが、他人に感染させるリスクがあれば、14日間の自宅隔離や自宅検疫を甘んじて受け入れていたのだ。その必要性と危険性をしっかり伝えたことが台湾政府の勝利につながったのだ。

明暗の分かれた日台の「緊急事態宣言」

この章の最後に、「緊急事態宣言」を出すに至った日本と、そうした事態を未然に防い

表2　感染者数等の日台比較（2020年4月8日時点）

	日本（クルーズ船除く）	台湾
確定感染者	4,257人	379人
内　国内感染	4,168人（97.9%）	53人（14.0%）
内　輸入感染（特殊ケース）	89人（2.1%）	326人（86.0%）
感染経路不明者	東京・大阪など60%強	トータル10ケースのみ
人口10万人あたりの感染者数	3.09人	1.58人
死者数	81人（1.9%）	5人（1.3%）
入院者数	3,472人（81.6%）	307人（81.0%）
陰圧室（感染症病床 使用率）	1758床（197%）	1028床（29.9%）
台湾在宅隔離（感染接触者 14日）		8289人（通算）
台湾在宅検疫（海外入国者 14日）		104363人（通算）
	約11万人が隔離を経験	合計112,652人

だ台湾との違いを医療体制も含めて検証しておきたい。

日本は4月7日、安倍総理大臣が戦後初の「緊急事態宣言」を出すに至った。緊急事態宣言直後の4月8日時点の日台の感染者の内容を比較すると、表2のとおりである。

なぜこうした差が生じたのか。そこには、5つの大きな決定的な違いがあるように思う。

1国内感染者と輸入感染者の比率
2感染経路不明者の数と割合
3検査数とその目的
4陰圧室＝感染者病床の数とその使用率
5徹底した隔離検疫（212頁参照）

まず、日本と台湾の感染状況でもっとも大きく違う点は、国内感染率と輸入感染率だ。日本は、国内感染者が全体の98％近くであるのに対し、台湾は国内感染者数が全体の14％のみだ。言い方を変えれば、台湾では的確に水際で感染者を捕獲していると言って良い。逆に、厳しい言い方をすれば日本は水際で感染者を判別できずに、次々に日本国内に入国させていたのではないかと疑われるレベルだ。

次に、日台で決定的に違うのが、感染経路だ。台湾の総感染者379人のうち、感染経路が不明な案件は10件のみである（うち2名が死亡）。残りは、感染経路を完全に把握している。日本はクラスター対策はうまく行っていたと自画自賛しているが、これだけ市中感染が広がり、感染経路不明のケースが増えれば、クラスター追跡の限界はあるだろう。台湾の徹底した感染経路の把握は、日本では信じがたいかもしれないが誠に見事で賞賛に値する事実だ。

一方、日本では、感染経路が推定できる案件と接触歴などが不明な案件とを分類しているが、陽性患者における接触歴等不明率は東京都の発表では最高で69％、低くて34％前後を6月初旬の時点で推移している。基準値は50％で、下回れば緩和、大きく上回れば自粛要請となっている。

4月8日時点での台湾における感染経路不明率は高く見つもって2・6％で、直近の週単位で見るとほぼ0%である。

これは言い換えれば、台湾国内にはほぼ感染者はいないということだ。感染被疑者は、病院か自宅隔離されているのである。逆に日本は感染者がどこにいるかわからない。完全に掌握のできない市中感染が起こっているのである。台湾は、感染者の存在を把握しているので、市中感染を抑えていると言っていい。

陰圧室不足を直視しない日本

3つ目は、日本でも話題になる検査数だ。日本と台湾の感染者数は、4月初旬の時点で日本(4257)が台湾(379)の11倍もあるのに対して、その検査数は1・5倍(61498:40702)にすぎない。検査方針は国によって違うだろう。この差をどう捉えるのかは専門家に譲るとして、感染症の素人の著者でも言い切ることができるのは、台湾は感染経路をほぼ掌握しているため、検査をすべき対象が明確だということである。濃厚接触者や危険地域からの帰国者、そして感染経路不明の10例について、接触の可能性がある人の検査を重点的にやればよかったのだ。

したがって、検査の性格も明確だ。台湾の検査は陰性であることを証明するための検査なのである。だから効率もすこぶる良い。結果として、陽性は108人にひとりしか出ないことになるのである。

ちなみに、台湾のPCR検査能力は1日3000件だが、実際の1日の検査数は300件から800件で、検査能力を上回ることはなかったと報告されている。

一方、経路不明者が一時50％強となり、市中感染が拡がってしまった日本では、感染の嫌疑をスクリーニングで推し量ることは不可能だった。「37・5度以上が4日以上続く」などと、ある程度症状が固まってから、陽性患者を確定するための検査でしかなかったのである。だから陽性が14・5人にひとりという高い比率になったのだ。

日本では多くの専門家、非専門家が検査について、賛成反対を論じているが、そもそも台湾と日本では検査の目的が違うのである。

4つ目に、これもあまり報道されていないが、非常に重大な問題が数字で表れている。それは、感染症患者を隔離する際に使用されるはずの陰圧室、いわゆる感染者病床の数だ。日本の病床数は昨年2019年の3月末に発表された数では1758床だ。そして実は日本では3月31日の時点でPCR検査陽性者が感染者病床数の1758を越え、4月3日の時点で有症状患者数が感染者病床数を超えていたのである。4月8日の時点の確定感染者は感染者病床を遙かに超え、約2倍に達している。この大幅に陰圧室が足りない状況を医療崩壊と言うのではないだろうか。

なお、一般社団法人日本環境感染学会が2月12日発表した「医療機関における新型コロナウイルス感染症への対応ガイド（第1版）」の入院患者への対応には、次のように書かれている。

「感染確定例は指定医療機関に入院となり、施設のルールに則って適切に管理することになります。疑い例はウイルス検査の結果が判明するまで陰圧室での管理が望ましいと考えられますが、陰圧室での対応が難しい場合は、室内の換気を適切に行います」

しかし、3月10日発表の第2版改訂版（ver.2.1）では、次のように陰圧室は必須でないと強調、記述のトーンが下がっている。

「患者は個室に収容します。陰圧室は必須ではありません」「感染確定例や疑い例は、個室で管理します。陰圧室での管理が望ましいと考えられますが必須の条件ではありません」「感染確定例や疑い例の陰圧室での対応が難しい場合は、通常の個室で管理し室内の換気を適切に行います」

さらに、5月8日の第3版では「陰圧室」という表示自体が消えている。意味深である。一方、台湾の陰圧室は1028床で、使用率は36・9%。まだ充分に余裕がある状況で治療が行われている。最終的に台湾は感染者全員を陰圧室で治療させることができた。

実は2月頃、台湾のテレビ番組では、陰圧室が少なすぎることによる日本の医療崩壊が危惧されていた。また、2月11日の日経新聞電子版では、日本の感染症病床陰圧室が1800床しかない事、厚生労働省が2月11日に一般病床での感染者の入院を認める事を報道をしている。その後、陰圧室に関する報道は見ていない。

5月4日の安倍首相の記者会見で「中国経由の第一波の流行については抑え込むことができた」「ダイヤモンド・プリンセス号からのウイルスも様々な対策の結果、国内では終息した」との推測分析を発表している。5月の時点でこれらを発表できた根拠とその意図に疑問を持ってしまうのは著者だけであろうか。「専門家会議」についてもその処遇や議事録が気になるところだ。ここ数カ月、日本政府の発表の信憑性や意図を深く考えてしまう。

第9章　ピンチをチャンスに、脱中国に

ピンチに脱中国依存を指示

感染症対策で成功した台湾は、国際社会が迎える「アフターコロナ」の時代においても存在感も増している。経済対策においても先手を打ち、それを国民に周知徹底させているからだ。コロナ禍とそれに続く世界的な不況時代が危惧される中、台湾は「ピンチをチャンスに変える」を合言葉に、「脱中国」や「逆境を逆手にとっての経済成長」までも視野に入れている。

「まえがき」でも少し触れたが、著者は台湾経済部系のシンクタンクで10年近く顧問として、台湾の経済発展の推進を手伝いながら、その様子を間近で見てきた。台湾政府（経済部）がシンクタンクと一緒に産業育成の方向性を検討し、産業の強化に集中投資する。補助金を投入して、必要があれば企業を作り（スピンオフ）、海外との提携や投資を引き出す。彼らがこうして市場を作っていく方法は見事であり、勢いがある。その勢いが、今回の「出口戦略」にも生きている。

台湾の迅速な経済復興・生活支援策を見ていきたい。

「損失の補填」「中国進出企業の台湾回帰の促進」「新規受注獲得」「国内投資の促進」「ピンチをチャンスに」――春節（旧正月）休み明けの初日1月30日の午後、蔡英文総統は、新型コロナウイルス対応への感謝を国民に述べたあとに、早くも感染症拡大に伴う経済政策措置の方向性を示した。ちなみに、1月30日時点での感染状況は9例だった。

1　株式市場、為替市場の安定と投資家の短期的不安要素を排除すること。

2　企業への的確な感染予防指導と生産及び販売など企業活動への影響を防ぐこと。

3　産業界、特に交通運輸産業、観光旅行業、余暇レジャー産業が受けた衝撃に対する救済措置、同時に彼らが変革とアップグレードができるような協力を行うこと。

4　中国人旅行客の対応で、政府に協力して団体客の早期帰国やキャンセルに対応した企業に対して、交通部（国交省）観光局で協議して、損失の部分補填を行うこと。

5　感染症と電子商取引の二重の衝撃を受けた売り場、百貨店、小売り業者などに対する支援措置を協議して提示すること。

6　国内投資への取り組み、公共投資に関しては投資を加速すること、民間の投資に関しても滞らないよう支援すること。

7　経済部（経産省）は、できるだけ早くより良いサプライチェーンの構築、国際需給市場の調整を産業界と協力して行い感染症の衝撃を抑え、同時に、中国の台湾企業の台湾回帰を実現させ、注文の転換機会をつかみ、ピンチをチャンスに変えよ。

8　行政院（内閣）は感染症の変化と需要を鑑み、特別法と特別予算案の必要性を検討して、その計画立案をあらかじめ行い、緊急時に備えよ。

蔡英文総統の新年最初の談話（1月30日）でこの構想が国民に伝えられ、その指示が行政府に発せられた。早くもこの段階でコロナ後の出口を見据えた内容だといってよい。この総統の経済救済に関する決意表明が、感染拡大で先行きに不安がある国民をどれだけ勇気づけただろうか。

日本でコロナ関連の経済支援策が本格化したのが3月中旬であることを考えると、本当に爆速である。

「1兆救台湾」（3兆円で台湾を救う）

この蔡英文総統の発表を受け、行政院各部会（省庁）は企画案を練り、予算案を作り上

表3　台湾復興特別予算600億元の支出内訳（救済復興計画1・0）

予防治療	196億元（約700億円）
経済復興予算	404億元（約1450億円）
経済復興予算内訳	
中小企業向け	135億元（約483億円）
製造業向け	25.8億元（約92億円）
農漁業向け	34.9億元（約125億円）
観光旅行宿泊業向け	73億元（約261億円）
運輸業向け	86.9億元（約311億円）
内需型産業支援（レストラン、小売、商業地区、市場、夜市など）向け	39.5億元（約141億円）
芸能文化産業向け	8億元（約29億円）

（1台湾元＝3.6円とした）

げる。同日30日、蘇建栄《そけんえい》財政部長（財務大臣）は、株式市場安定のために「国家金融安定基金」から2000億台湾ドル（約7200億円）までの資金を支出し、相場を下支えする準備があると発表した（台湾経済日報他、1月31日付）。総統の一言で、一斉に舵が取れるのも蔡英文政権の強さの証だろう。

また、立法院（国会）でも、関連法案の成立準備が行われ2月25日に19条に及ぶ「厳重特殊伝染性肺炎予防治療及び復興救助特別条例（以下、復興特別条例）」が制定・公布された。25日の法案成立を経て、27日「中央政府厳重特殊伝染性肺炎予防治療及び復興救助特別予算（以下、復興特別予算）案600億元（約2150億円）」が行政院で閣議決定され、即日、予算案が立法院に送られた。予算案は3月13日に立法院を通過した。これらを「救済復興計画1・0」と

表4　救済復興計画1・0の内容（要約）

【資金援助】
感染症の影響を受けた事業の融資保証、利息補助

・コスト補助：観光関連産業、空港関連産業、航空業並びに運送業の運営コスト、費用の補助及び税務補助

・研究開発奨励：感染症の影響を受けた事業の研究開発の補助

・消費促進：観光産業及び芸術文化活動向けの振興商品券の発行

【労働者支援策】
感染症の影響を受けた観光産業、飲食産業等の従業員への支援策

・自宅隔離の補償及び休暇：隔離措置を受けたものへの防疫補償手当の支給、またその世話をする家族への有給休暇の保証。この特別手当「防疫補償金」として約 18 億台湾元（約 65 億円）を計上

・自宅隔離措置の者、及びその世話をする者が出勤できない場合、1 日 1000 新台湾ドルの防疫補償。1 月 15 日までさかのぼって適用。企業は自宅隔離措置の者に防疫隔離休暇を与え、皆勤賞与の減額、解雇等の不利益処分をしてはならないと規定

・労働者就業維持支援：労働部は就業安定対応措置を制定。休暇を強いられる労働者に労働者訓練又は賃金の補助。失業中の労働者に対して子女教育の補助、雇用奨励

・景気振興：飲食店、小売業者、商店街、ナイトマーケット（夜市）、伝統市場などで使えるクーポン券の発行に 20 億台湾元（約 72 億円）。文化施設での消費や入場券購入に使えるクーポン券の発行に 3 億台湾元（約 11 億円）

※クーポン券の最終的な内容や配布時期は感染拡大の終息を見計らって決定

（1 台湾元＝3.6 円とした）

表5　救済復興計画2・0

経済部（経済産業省）	3510億円	企業支援、クーポン券、人件費補助、電気代補助
衛生福利部（厚生省）	1314億円	防疫予算、隔離検疫補助、弱者身障者救済
交通部（国土交通省）	1699億円	観光・運輸産業への補填　コスト補助
労働部（労働省）	2239億円	休業補償、給与補助、失業者支援、利子補填
文化部（文化庁）	162億円	給与補助、文化事業補填、利子補填、文化クーポン券
教育部（文科省）	190億円	運動関連支援施設コスト補助、運動クーポン券
農業委員会（農水省）	263億円	農民農協への利子補填、農村再生基金
科技部（科学技術庁）	36億円	科学技術方面の救済支援
内政部（総務省）	16.3億円	移民者への救済支援
原住民族委員会	7.2億円	原住民への救済支援
国家通訊伝播委員会	15億円	デマ防止や取り締まり及び関連する救済活動

（1台湾元＝3.6円とした）

呼ぶ（表4）。

「救済復興計画1・0」のさらに詳細な内容は表4の通りだ。

3月19日には、台湾中央銀行と金融監督管理委員会及び国家金融安定基金が協議し、「利下げ」「空売り禁止」「市場介入」を一斉に行うことを決定した（台湾聯合報他、3月20日付）。中小企業向けに2000億台湾元（約7200億円）の低金利の特別融資枠を決めた楊金龍台湾中央銀行総裁は「今回の3年9カ月ぶりの利下げは企業と家庭の利息負担を軽減し、雇用が影響を受けることを防ぐことが目的だ」と説明した。

また、利下げ発表直後、金融監督管理委員会は株式市場の個別銘柄に対する空売り禁止措置を発表。国家金融安定基金は5000億元の上限で20日から株式を買い支える市場介入を行うことを決議した。台湾の金融市場安定に向けて、金融界も台湾の政府の経済政策と歩調を合わせている。

4月2日午前の行政院臨時院会（閣議）で、台湾政府は「復興特別条例」の改正案を提出することを決めた。「2月以降、感染が中国から世界に拡がり、経済活動の障害も拡大、混乱が長期化することが予測されるための措置だ」と蘇貞昌行政院長は語っている。「救済復興計画1・0」が始動する前に大幅に上乗せする形だ。「1兆で台湾を救う」と行政院は銘打ち、経済復興対策の規模を総額1兆5000億台湾元（約3兆7800億円）に拡大した。これを「救済復興計画2・0」（表5）と呼ぶ。

第一弾の特別予算600億台湾元にさらに1500億元（約5400億円）を追加、2100億元（約7560億円）とした。他に経済安定緩和策として1400億元（約5040億円）が追加計上され、そのうち1000億元（約3600億円）で給与への補助や打撃が大きい業界や自営業者のために補助金を交付する。

具体的には、遊覧バスやタクシーの運転手12万人に36億元（約130億円）、1人あたり約11万円が支給される。対象になる労働者は総計192万人で、台湾全就労人口約1155万人の16％以上が現金を受け取る計算だ。

さらに中央銀行と中華郵政（郵便貯金）、各銀行の貸付融資枠を7000億元（約2兆5200億円）に拡げ、企業や労働者に対して融資条件を緩和して支援していく。これらの総額が1兆5000億元（約3兆7800億円）になる。この金額は2020年の台湾の名目GDP（国内総生産）見通しの約5・4％に相当する。

4月2日の閣議終了後、蘇貞昌行政院長（首相）が記者会見を行った。そこには関係部会の大臣・担当責任者も同席した。参加者は、蘇貞昌行政院長以下、陳其邁副院長（副首相）の他に経済部長（経産大臣）、財政部長（財務大臣）、衛生福利部長（厚生大臣）、交通部長（国交大臣）、労働部長（労働大臣）、文化部長（文化庁長官）、教育部長（文科大臣）、金融監督管理委員長、中央銀行総裁、内閣主計長、行政院農業委員会委員長など、9大臣に中央銀行の総裁まで、総勢15名がひな壇に上がっての会見である。

会見の冒頭では、非常にわかりやすいプレゼンテーションシートを使って、1兆5000億元の内訳などが説明された。説明が終わると、記者からの質疑応答がはじまり、蘇貞昌行政院長は、自分で回答するか関連の大臣や責任者を指名して回答させる。記者の質問がつきるまで続き、会見は40分にもわたった。

「これ以上予算を増やすつもりはあるのか」という質問に、蘇貞昌行政院長は、「予算がこれで足りればそれにこしたことはない。大事なことは企業を倒産させていけないし、労働者を失業させてもいけないことだ。国民を守るために臨機応変に対応する」と答えた。国民のために尽くす姿勢や誠意のようなものが感じられる。この会見は今でも行政院のフェイスブックで公開されていて、誰でも見ることができる。

行政院での「復興特別条例改正案」は同日4月2日、立法院に送られ4月21日に可決された。

「わかりづらい」日本の経済政策

一方、日本は、安倍総理が新型コロナウイルスについて初めて単独会見を開いたのは2月29日だ。経済対策にも触れているが、令和元年度の予備費2700億円をまず活用し、詳しい内容は10日程度のうちに第二弾の緊急対応策を作るというものであった。台湾の1月30日の初動に比べたらあまりにも遅すぎる。

その後、3月14日から4月17日までに、4月7日の緊急事態宣言を挟んで4回、安倍首相は会見を開き、緊急経済対策の策定の指示、補正予算の編成、108兆円の経済対策の実施、特別定額給付金10万円を全国民に給付することなどを発表した。その後、5月4日、5月14日、5月25日にも会見を開き、経済政策については「空前絶後」「世界最大の対策」といった派手な表現が飛び出した。が、正直なところ、国民に直接関係があるのは、特別定額給付金10万円と持続化給付金（中小企業200万円と個人事業主100万円）で、その他は「大変わかりにくい」のひと言だ。

緊急経済対策の中には、新型コロナウイルスによる企業への影響を緩和し、企業を支援するための施策として、持続化給付金の他、在宅勤務の推進、テレワーク導入に関する費用、新型コロナウイルス対策補助事業などとあり、経済産業省の支援策パンフレットは80ページ（6月30日時点）にも及ぶ。そこには経営相談、資金繰り支援、給付金、設備投資・販路開拓支援、経営環境整備、税・社会保障・公共料金などへの支援が事細かく書かれている。

だが、台湾の経済救済復興政策と比べると、国民目線でわかりやすいとはお世辞にも言えない。これで、特別定額給付金や持続化給付金以外にどんな支援があるのか、国民は把握できているのであろうか。知っている人、使える人しか得にならないしくみではいけないし、意味がない。

あくまでも一例だが、私の友人で茶道教室を開いている女性が持続化給付金を申請したが、難しくて結局、税理士の先生にお願いしたそうである。はたして、そのような制度で良いのだろうか。

日本では、支援策としてお肉券やお魚券などの案も浮上したが、あまりにも不評でお蔵入りになった。そこに政治家の利権の匂いを感じ取ってしまうのは著者だけではあるまい。

日本では、文化事業者への支援が置き去りにされたと関係者を含む国民からの声が多かったが、台湾は当初から文化事業への支援策を打ち出し実行している。特に文化部は、省内予算7億元を追加して15億元（約54億円）の予算を使い、コンサートや芸術活動の特別補助政策を打ち立てていく予定だ。

「救済復興計画1・0」と「救済復興計画2・0」を合わせた芸術文化事業への経済支援策を少し紹介しよう。

文化部は「芸術救済2・0」と銘打って芸術文化事業者、従業員、自営業者の保護を基本に「事業維持、従業員の保護、自営業の救済、アフターコロナの活性化」を目指す4政策を打ち出した。

具体的には‥

1　各種芸術文化事業者の経営支援に約65億円

経営に掛かる人件費、光熱費、管理コストなどの一部補助。自営業者に1回約22万円の補助金支給。

2　経営被害を受けた大型文化事業への支援に約89億円

パフォーマンスアート、映画産業、出版産業で50％以上の営業被害もしくは経営持続困難な場合は約900万円までの補助、その他給与の4割補助、家賃補助など。

3　大型芸術文化事業への大型融資と救済

経済部（経産省）と共同で、映画館、FC系書店、展示場、会場運営などの企業で古いローンの延長、運転資金の融資、活性化資金の融資など2・9億円までの融資を緩和。

4　労働部と共同で芸術文化自営業者の救済

労働部と共同で約3万人の芸術文化自営業者を労働者救済扱いとして、毎月3・6万円を当面3カ月支援する。救済金額合計約32億4千万円。

一説には、救済は同人誌作家やコスプレーヤーにも及ぶという話も聞く。これらは4月から実際に支払われ、運用されている。弱者への幅広く深い配慮と誰にでもわかりやすい経済支援こそ、お金以外の安心を国民に与える本当の救済ではないだろうか。

「いつまでに」が明確な現金給付

台湾の経済支援は3月中旬から始まり、4月9日からは現金支給も開始された。最初に蔡英文総統の会見でも触れられていた旅行会社本社に毎月10万元（約36万円）、支社に5万元（約18万円）が3カ月間支払われた。旅館・ホテルには客室規模に応じて最低20万元（約72万円）から最高1000万元（約3600万円）。ツアーガイドなどフリーランスにも一定の条件はあるものの1人あたり1万元（約3・6万円）の補助金が3カ月間支払われている。

なぜ、この時点で現金給付が進んでいたかといえば、先述の「復興特別条例」（231頁）の第11条第4項に「救済促進のためには、特別予算案が完成する前にその一部を先に支払うことができる」という規定を盛り込んでいたからだ。迅速な支援はこれによって可能になった。なかなか、気の利いた柔軟性のある法案だ。政府が国民の生活と経済をまず守るという姿勢が強く伝わる。

4月22日午前、行政院で蘇貞昌行政院長は「行政院救済促進の進捗に関する記者会見」を行い、現金給付について自信満々の発表が行われた。4月22日の時点で、90万人が現金を受け取り、今後も1035億元（約3730億円）が逐次現金で振り込まれる予定で、今回の特別予算を通じて、192万人の雇用を守り、300万人の困窮を救う予定だということである。

台湾政府は「有政府、請安心」（政府があるから、安心してください）を常時標榜していた通り、スローガンだけではない実行力を見せたのである。

蘇行政院長は、中低所得家族全員に1人あたり1500元（約5400円）給付するための第1回の支払いを、4月21日に71万人（総対象者数は87万人）の銀行口座に振り込んだと発表した。

また、ベンチャー企業の社員人件費の40％を3カ月の間、政府が負担する。ベンチャー企業は、レストラン、製造業、展示会業、観光業、文化芸能産業などですでに37000人の補填分が支払われたと報告された。ベンチャー企業の経営者は人件費の負担が軽減される以外に、他にも運転資金の補助金も用意されている。

その他にも、小売業、倉庫業、映画カラオケ業、クリーニング業、冠婚葬祭業、撮影業、美容理髪業、問屋業、製造業、技術サービス業（13種）なども支援の対象で、細かく支援策が分けられている。

最終的には、緊急救援金1050億円が177万人に振り込まれ、給与補填が5・3万人、ローンの緩和で7・4万世帯が返済猶予を受け、利息軽減・家賃補填・減税で440万世帯の家庭の負担が減ると報告されている。

プラス成長を守った台湾

台湾の国民に対する手早い支援は、国民同士の連帯も生んだ。

これらの支援が始まると、政府のフェイスブックなどには、「台湾に住んでいてよかった」「先週工会（組合）に申し込んだら、今週振り込まれていた。素晴らしい」「私は大丈夫だから、他の人は申し込んで」などの声が寄せられた。

著者にも、4月5日に台湾から心温まるメッセージが届いた。台湾の住処の大家さんからのものだ。

「藤さん、おはよう！　武漢肺炎で、世界が緊張していますが、あなたの無事を祈ります。

昨日、お部屋の掃除（共有スペース）にいきましたが、会えませんでした。きっと日本にいるのでしょう。感染病の流行っている期間中は、あなたの家賃を20％引きにしようと思います。金額は×××××元。平常になったら、家賃を戻しましょう！　3月からでいいですか？」

大家さんからの連絡に胸が詰まった。国民に余裕が生まれると他人にも優しくできると思った1日だった。

台湾では、4月から補償が始まり、6月7日には政府からも感染対策の緩和宣言もなされ、7月には消費拡大のクーポン券まで配られることが決まっている。そこには、安心と秩序があり、それゆえに思いやりも生まれるのだろう。

「ピンチをチャンスに」の言葉通り、台湾は新型コロナによる経済へのダメージをリカバリーするという発想ではなく、むしろ経済成長につなげようという前向きな姿勢を見せている。

5月5日『行政院救済復興計画――「台湾の優位　投資の回帰と持続的資金支援」』と称して、龔明鑫《きょうめいきん》行政院政務委員（経済財政政策担当大臣）が経済部次長（経産副大臣）と財政部次長（財務副大臣）を引き連れて記者会見を行った。

会見の冒頭、龔明鑫政務委員は2020年第1四半期の台湾の経済成長率は1・54％であったことを発表。「これは、韓国の1・3％、シンガポールのマイナス2・2％、香港のマイナス8・9％、そして中国のマイナス6・8％などと比べ、アジアでベトナムと並ぶ良い結果であった。失業率も抑えている」とも語った。

その後、次のように発表した。

「米中貿易戦争、新型コロナウイルスの関係で、中国からの生産拠点の移転が進んでいる。アメリカや日本は、多くの資金を用意して、中国からの生産拠点の移転誘致をはじめている。台湾は、両国のように大きな誘致資金がないが優秀な数字を残してきている。2019年1月1日から台湾回帰を行っているが昨年は2000億台湾元（約7200億円）、今年は3200億元（約1兆1520億円）を予定している。これは経済成長率を、1・7％押し上げる効果を持っている。台湾は、今後1兆億元を超える投資を見込んでおり、8万人を超える就労機会を見込んでいる」

ちなみに日本の2020年第1四半期の経済成長率2次速報では前期比年率マイナス2・2％と二期連続のマイナスとなった。西村経済再生担当大臣は、4―6月はさらに冷え込むとも発言している。すでに感染症よりも経済悪化が怖くなってきている。改めて初動の遅れが残念でならない。

その後、経済部の王美花《おうめいか》次長は、こう胸を張った。

「新型コロナウイルスで世界は観光旅行業やサービス業、そして製造業で大きな打撃を受けています。新型コロナウイルスの抑え込みが遅れれば遅れるほどその影響は大きくなります。しかし、台湾は抑え込みに成功しています。また、産業面で言えばリモートオフィスやリモート授業のニーズが高まる中、台湾は昨年からこの方面に力を入れており、とても良い成績を収めています。ノートブック、デバイス、サーバーなどはプラス成長になっています。

もちろん影響を受けた自動車部品産業や機械工具業界もあります。しかし、コロナ禍終息後は、間違いなく台湾は投資したい場所の最有力候補のひとつになるはずです。これは、台湾の誇りです。民主国家の模範として、またガバナンスの良い国としてすでに台湾回帰している企業には安心してもらい、外資も安心して台湾との取引交易を進めてくれると信じています」

このように台湾は自信を深めているのである。

コロナ禍を機会に中国依存を脱して経済成長につなげる台湾は、米中貿易戦争の中でも存在感を示している。今後、マスク外交や医療関連産業、ワクチン開発などでも台湾の発展が楽しみだ。

「台湾の物語は始まったばかり」

最後に改めて、蔡英文就任式演説から、後半部分を引いておきたい。

「蔡英文と頼清徳は、皆さんの委託を受けてここにいることを光栄に思います。このような極めて困難な時期に中華民国総統の重責大任を担うことに、私は喜びよりもプレッシャーを感じています。しかし、私は怖じ気づき立ちすくむことはありません。なぜなら私には皆さんがいるからです。（会場拍手）

未来への道のりは決して順調なものではなく、挑戦する課題はさらに増えていくでしょう。しかし、わたしたちはどんな荒波も越えてきた国家です。私たち２３００万人は、生死をともにする運命共同体です。それは過去もそうであり、現在もそうであり、未来もまたそうであります。

私はこの数カ月の間、皆さんが心を一つにして、お互いを思いやり困難に打ち勝ってきた感動を忘れないよう心から願っています。中華民国は団結力があり、台湾はとても安全であり、台湾人であることに誇りを持って、胸を張って頭を高く掲げて歩んでいきましょう。（会場拍手）

親愛なる国民同胞の皆さん、未来への道のりはまだまだ長いです。台湾の物語はちょうど新たな1ページが始まったばかりです。台湾の物語は皆さん一人ひとりのものです。また、皆さん一人ひとりを必要としています。

2300万人の台湾の皆さん、どうか私たちの水先案内人になって下さい。どうか私たちの運命の人になってください。私たちの知恵と勇気を集めて、一緒により良い国を作っていきましょう。皆さん、ありがとうございました。（会場拍手）」（著者翻訳）

ここまで、台湾の「防疫戦争」の実態をご覧いただいた読者の方も、このスピーチが感動的に胸に響くのではないかと思う。有事に際して、生死を同じくする運命共同体である政府と国民が一体となって相対し、協力して事態を乗り切ること。世界にその成功をアピールし、他国に救いの手を差し伸べること。台湾の施策について知った日本の多くの人々が「うらやましい」と言ったのもよくわかる。

一方、日本はどうであったか。もちろん、国民の意識の高さによって、欧米諸国のような甚大な被害を出すこともなく、あるいは中国のように、監視や干渉を許さずとも被害を広げずに済んだことは、日本の民力の表れではあろう。だが、それでも台湾を「うらやましい」と思ってしまうその理由は、何よりもこの「政府と、メディアを含む国民との一体感」ではないか。

安倍総理は、ことあるごとに「責任は総理である私にあります」「批判は真摯に受け止めます」と発言してきたが、「責任を『痛感』するばかりで、決して責任を取ることがない」とも批判されている。コロナ対応についての発言も同様だ。

「中国由来の感染は抑え込んだ」「クラスター対応は素晴らしい」「日本モデルの力を示したと思う」「世界最大の対策によって、この100年に一度の危機から日本経済を守り抜きます」「布マスクは正しかった」……。

自己正当化や自画自賛、聞き方によっては言い訳や弁明に聞こえる発言が目立つが、日本政府は今回の対応について自己検証していく用意はあるのだろうか。

あるいは国民からも、「総理には、その権限はなかった」「憲法に規定がなかった」「法律がなかったから、決められなかったのは仕方がない」といった寛大な擁護もある。だから日本を、憲法を、制度を変えましょうと言うならまだいいが、それを放置し続けてきたのは誰なのか。日本は戦後、何度も「危機」を迎えたはずだが、それでも変わらなかった。いったいあと何回危機を迎えればまともな国になるのだろうか。

台湾は2003年のSARS流行時の失態を深く反省し、検証したからこそ、今日の成功があったのである。

日本は今回の新型コロナウイルスの対応であからさまになった数々の問題や欠点の存在も認め、政治の制度疲労を冷静に見つめ直すべきだ。

もちろん、台湾がベストだとも思わない。世界にはまだまだいろいろ学ぶべき仕組みが存在しているだろうし、一方で完璧な制度や法律など存在しないとも言える。

しかし、状況や環境も刻々と変化しているのである。明治の御一新から150年、敗戦から75年、戦後復興で一途に走り続けた日本の制度はまだ通用するのか。憲法施行から73年、今回の新型コロナ対応での教訓を活かすためにも、第9条より先に根本的に日本の制度そのものについて考え直す時期ではないだろうか。

「転禍為福」――禍を転じて福に変えられるか、また喉元過ぎれば熱さを忘れ、何となく窮屈で嫌な社会をこのまま子孫に残すか。世界に誇れる「日本」を取り戻せるかは、我々の決断と行動次第ではないだろうか。台湾が24年でできたのである。日本ができないわけがない。ぜひとも、日本の進むべき道や日本の本来あるべき姿について皆で考えていきたい。

おわりに

２０２０年新春、プレジデント社の西川修一氏と食事をしながら、「新型コロナの台湾の対応がスゴい」と話をしていた。西川氏から「その内容を記事にしませんか」と誘われたのが、私が今回、台湾のことを書き始めたきっかけだ。そうして台湾の初動対応を紹介した1本目の記事「『日本とは大違い』台湾の新型コロナ対応が爆速である理由」が『プレジデント・オンライン』で2月29日に公開された。

その記事はみるみるうちに拡散され、フェイスブックの「いいね！」の数は７０００を超え、ページビューも１００万を超えた。記事を読んだテレビ朝日『羽鳥慎一モーニングショー』の玉川徹氏がインタビューを企画し、３月５日に番組で台湾の新型コロナ対策を紹介する機会を得たりもした。

その間、3月1日には陳時中氏を中心に台湾の危機管理を紹介した「台湾の新型コロナ責任者が国民の圧倒的支持を集めるわけ」、3月13日には台湾の迅速な経済対策を紹介した「なぜ台湾の新型コロナ対策は、こんなに早くてスムーズなのか」を公開した。この頃になると、テレビや雑誌、新聞でも連日、台湾の迅速且つ的確な新型コロナ感染対応が報道されるようになり、特にマスク対応では、台湾政府の唐鳳政務委員（デジタル担当大臣）が、一躍時の人となっていた。

4月4日には、これらの「台湾がスゴい理由」を解説した4本目の記事、「台湾のコロナ対策が爆速である根本理由『閣僚に素人がいない』」を公開した。日本のみなさんは、台湾がスゴい理由は偶然なのか、何にあるのかが気になっていたようで、この記事は1週間で2万「いいね！」を超え、ページビューは1週間で113万を記録した。

また、ツイッターでも多くの著名人が記事のリツイートをして拡散してくださった。ノンフィクション作家の門田隆将氏、評論家の江崎道朗氏、政治系ナンバーワン・ユーチューバーのKAZUYAさん、在台作家の片倉佳史氏と片倉真理氏。面識はないが、直木賞作家の乃南アサ氏、芥川賞作家の平野啓一郎氏から、ひろゆき（西村博之）氏、著名な新聞記者の方まで、幅広く様々な考えの方が反応してくださったのである。

この記事がきっかけで、4月8日の朝日放送ラジオ『おはようパーソナリティ道上洋三です』や、4月14日のTBSテレビ『あさチャン！』でも、台湾の新型コロナ対策の素晴らしさを紹介する機会を頂いた。6月12日には再度『羽鳥慎一モーニングショー』に今度は30分にわたり生出演して「台湾の対コロナ成功の秘訣」についてお話しすることができた。

これらの記事を読んでくれた方や報道を観てくれた方の意見の多くは、「台湾スゴイ」「台湾が羨ましい」「台湾に学べ」「ベンチャー企業みたいだ」「本物の政治家が欲しい」「プロの大臣が欲しい」など肯定的なものだった。しかし、一部では「出羽守記事（海外ではこうだという記事）はいらない」、「尾張守記事（日本はもう終わりだという記事）はうんざりだ」という意見もあった。「日本と外国を比較するな」「日本は日本だ」「日本を悪く言うな」という意見である。著者としては、台湾で起こった事実を書いているのだが、日本と対比すると結果的に批判と聞こえてしまったようだ。

また、「台湾は小さい」「台湾は国ではない」「台湾は人口が少ないから」などとレッテル貼りや権威主義的な発言も少なからず見られた。

２０１１年3月11日の東日本大震災での２００億円を超える義援金で私たちは一気に親日「ＴＡＩＷＡＮ　台湾」の存在を意識することになった。２００億円の義援金以外にも、発電機６８８台、毛布２０９９箱、寝袋２５８７箱、衣類４６７１箱、暖房器具９５３台、食品16・５トン＋１万２５７７箱（外務省ＨＰより）などの物資も贈ってくれた。

さらに、あまり知られてはいないが、台湾の仏教団体の人達が震災発生から5日後の3月16日には被災地（茨城・岩手・宮城県）に入って、独自で炊き出しを行い温かい豚汁やカレーライスなどを被災者の方々に振る舞っている。また、その団体は被災者に現金（1家庭2万円から7万円）を手渡しして配ってもいる。

著者はその現金を実際に受け取った被災者から話を聞いたが、あの時の現金ほど涙が出るほど有り難く、未来への安心を受け取ったものはなかったという。この団体だけでも約80億円にも及ぶ支援を行ったと伝えられている。

そして日本と台湾とでは、２０１１年から現在まで、心温まる思いやりの相互交流（野球や感謝イベント）が続いているのだ。

今回の新型コロナウイルス危機においても、緊急事態宣言下の4月21日、蔡英文総統は「コロナと闘う日本に役に立てて欲しい」と日本に２００万枚のマスクを無償で寄贈、さらに5月末には5万着の防護服を寄贈してくれた。

しかし、である。台湾は日本と正式な国交を持っていない。日本は台湾を国と認めていないのだ。そして、国連に参加していない台湾は国際社会でも孤立しており、中国は香港と同じように、台湾を我が物とするために虎視眈々とその機会を狙っている。

台湾はそんな脅威の中でたくましく生きている。今回の新型コロナウイルス危機は台湾にとって、感染症とだけではなく、中国の脅威や国際社会での孤立との戦いでもあった。

逆境、孤独、悲哀の中にある台湾が、たくましく生きていく強さと智恵を、著者はいつも台湾の人から学ばせてもらっている。

本書を通じて、台湾のこのようなたくましさ、明るさ、強さの秘密を少しでも皆さんに知ってもらいたいと願い、原稿を書き上げた。

日本は、外国の侵略や国家の危機などをあまり考えることなく暮らせてきた幸せな国である。しかし、世界、特に中国の脅威は今、じわじわと日本国を追い詰めようとしている。また、日本国自体も、多くの制度疲労を抱え、中からも蝕まれている。今回のコロナ禍は、そうしたこれまで見過ごされてきた危機をもあぶり出してくれた。

著者は1年の半分近くを台湾や海外で過ごしているため、かえって敏感にその危険性を感じているのかもしれない。特に、台湾の現状を知り、台湾がいかに生き残ってきたのか、いかに中国の脅威と戦い、世界での地位を築いてきたのか、そしてなぜ一人ひとりが明るく生きていけるのかを知っているからこそ、日本の将来が心配になるのだ。台湾を知る事が、明日の私たちの為になると信じている。

この本を取って頂いた方が、明日の活力のヒントを得て、日本の将来に思いをはせると同時に、台湾にさらに興味を持って頂ければ幸いである。

最後に、台湾在住の片倉佳史さん、溝渕剛さん、柯名家さん、李明哲さんにお礼を申し上げたい。2月末に台湾を訪問した際、すでに危険な地域であった日本から来た私に、快く時間を割いて台湾の事情をたくさん聞かせてくれた。他にも台湾情報を提供して頂いた前田吉徳さん、小幡重人さん、徳光重人さん、張容彰さん、張金城さん、林佩玲さん、片倉真理さん、落合由治さん、中国問題と香港について教えて頂いた台湾基進党の陳奕齊党首、そして台湾のコロナ関連の雑誌や書籍を逐次、私に送ってくれた陳文斌さんにも、大変お世話になった。改めてお礼を申し上げる。

またこの本の出版を企画し実現させてくれた産経新聞出版の瀬尾友子編集長、フリーランスの梶原麻衣子さんにもお世話になった。

そして、出版のご縁をくださった門田隆将氏との出逢いと氏のご高配にもこの場を借りて感謝を申し上げる。6時間語り合った後のあの固い握手は一生忘れることはできないだろう。

一日も早くコロナが終息して、またみんなで台湾ツアーに行きたいと願っている。

謝謝台湾。日台の真の友好関係樹立を願って、加油日本、加油台湾。感恩。

藤 重太　合掌稽首

令和二年コロナ禍の日本で

装丁　神長文夫＋松岡昌代
ＤＴＰ製作　荒川典久
帯写真　蔡英文台湾総統ツイッターより

藤 重太（ふじ・じゅうた）

1986年千葉県成田高校卒業後に単身で海外台湾に渡り、国立台湾師範大学国語教学センターに留学後、台湾大学（旧第七帝大）国際貿易学部卒業。夜間は私立大学のオープンカレッジで日本語の講師を４年間務める。1992年香港にて創業、現在株式会社アジア市場開発の代表。
2011年以降、小学館、講談社の台湾法人設立などをサポート、台湾講談社メディアでは総経理（GM）を５年間務める。台湾の資訊工業策進会（台湾経済部系シンクタンク）の顧問として政府や企業の日台交流のサポートを行い、各地で講演会も行う。2016年台湾でも富吉國際企業管理顧問有限公司を設立。現在、台湾歴34年。

国会議員に読ませたい台湾のコロナ戦

2020年８月１日　第１刷発行

著　　者　藤 重太
発 行 者　皆川豪志
発 行 所　株式会社産経新聞出版
〒100-8077 東京都千代田区大手町 1-7-2 産経新聞社８階
電話　03-3242-9930　FAX　03-3243-0573
発　　売　日本工業新聞社　電話　03-3243-0571（書籍営業）
印刷・製本　株式会社シナノ
電話　03-5911-3355

ISBN 978-4-8191-1389-2
C0095
